張繼禹　編撰

道藏養生

玉溪道人

華夏出版社

真赝春生

华夏出版社

第八編　呼吸養生

【提要】道教呼吸養生，是指有意識地控制或調節呼吸，以改變呼吸的節律或氣息的大小長短，從而達到養身療病之目的。

道教的呼吸修煉，可分為兩個層次：最基本、最重要的是服氣法，而最高級的是胎息法。服氣，又叫食氣、行氣、煉氣，其形式又有服外氣和服內氣之分。服外氣，是一種吐故納新的功夫，即吐出胸中濁氣，而吸收天地間自然生氣或日月精華之氣。服內氣，即在息出之時，叩齒集神，以意引氣，嚥下丹田，使氣凝煉。胎息，即在服氣的基礎上，使神氣相結，氣息微微，若有似無，呼吸在臍部或丹田進行，如人在胞胎之中。總之，不管是服氣，還是胎息，道教呼吸修煉的目的，在於通過呼吸氣息的調節，改變人體新陳代謝的節奏，使臟腑器官得到休息，並使其功能得到改善或加强，從而收到延年益壽的效果。

一　服氣

（一）服氣闡論

混元既分，天地得位，人與萬物，各分一氣而成形。動者稟乎天，靜者法乎地，天地之間最靈者人，能養人之形者，唯氣與神。神者，妙萬物而爲言；氣者，借冲虛以爲用。至人之言，莫先乎氣；至人之用，莫妙乎神。我先生得至人之道，見生死之機，常味於無味，用於無用，爲於無爲，事於無事，知神氣可以留形，故守虛無以養神氣，知杳冥可以致信，故入杳冥而觀至精，則天地之間，其猶橐籥乎！至人之不死，其猶穀神乎！先生曰：虛無之中，有物謂之神，杳冥之中，有物謂之氣。氣者，結虛無以成妙。故大洞真人曰：三月內視注心，一神則神光化生，纏綿五臟，其理明矣。且氣者，神之母，神者，氣之子。欲致其子，先修其母。若使神不受味於氣，則氣無以通靈；子不求食於母，則母無以致和。《道經》曰：既得其母，以守其子，既得其子，復守其母。《東華玉書》云：繫子長存心安寧。此皆謂修真之要言也。加以耳目者，神之户牖，陰陽者，氣之干戈也。夫能閉户牖，息干戈，皆在神氣之默用。若氣有所習，神有所歸，即無關楗而不可開，無繩約而不可解，萬物貞明，皆奉不言之教，任無爲之化矣。《道經》云：視之不見，聽之不聞，搏之不得，吾將內静虛無杳冥之宰，當視不見之形，聽不聞之聲，搏不得之物，三者皆得，即我命在我不在於天。尹真人曰：內觀神光，不可謂無明，反聽神聲，不可謂無音，握固精神，不可謂無形。故修道人爲視者見，爲聽者聞，爲搏者得。有古之真人，其寢不夢，其覺無憂。先生曰：我亦不夢，調之神遊，我神常遊，不繫於晝夜。獨處於逍遥之墟，不貸之圃，是謂採真之樂矣。吾欲分而爲赤子，則赤子因氣母而成形，吾欲分而爲嬰兒，則嬰兒因氣母而成質，吾欲分而爲真人，則真人因氣母而致靈。此三者不可分，故混而爲一，一爲我神，神在我身中。嗟乎！妄作之儔，或存或守，胡爲爾丹？胡爲爾青？心迷爾真，目亂爾形。不知形者，不可與言氣，不知氣者，不可與言神。知乎形，知乎神者，則資乎道矣。且氣不能運則純精不應，神不能用則真景不明。故神明而能使氣，氣專而

第八課　平凡贊生

【題解】

能應神，則知不修不能自明，氣不專不能自柔。《道經》曰：專氣致柔，能如嬰兒乎？《黃庭經》曰：仙人道士非有神，積精累氣迺成真。正謂此也。後來學者，或吐或納四時五芽之氣，或服引七宿二景之精，握固以象胎形，閉氣以爲胎息，殊乖真人之妙旨，蓋是古來之末事。如此之徒，濁亂元氣，尤損於形神。夫至人以心遊於淡，氣合於漠，飲漱於玄泉，胎息於無味，則神光内照，五臓生靈，自然有紫煙上浮，玉彩交映。敬傳先生之旨，化白爲朱，積精成形，口銜靈芝，降於形中，是爲真仙之術。守中抱一勿失，與天地齊畢。

（《神氣養形論》）

夫身爲神氣之窟宅，神氣若存，身康力健，神氣若散，身乃死焉。若欲存身，先安神氣，即氣爲神母，神爲氣子，神氣若俱，長生不死。若欲安神，須煉元氣，氣在身内，神安氣海，氣海充盈，心安神定，定若不散，身心凝靜，靜至定俱，身存年永。常住道源，自然成聖。氣通神境，神通慧命，命住身存，合於真性，日月齊齡，道成究竟。依銘煉氣，欲學此術，先須絶粒，安心氣海，存神丹田，攝心靜慮，氣海若具，自然飽矣。專心修者，百日小成，三年大成。初入五時，後通七候，神靈變化，出没自在，峭壁千里，去住無礙。氣若不散，即氣海充盈，神靜丹田，身心永固，自然回顔駐色，變體成仙，隱顯自由，通靈百變，名曰度世，號曰真人，天地齊年，日月同壽。此法不服氣，不嚥津，不辛苦，要吃但吃，須休即休，自在自由，無阻無礙，五時七候，入胎定觀。夫學道之人，入有五時：

第一時，心動多靜少，思緣萬境，取捨無常，忌慮度量，猶如野馬，常人心也。

第二時，心靜少動多，攝動入靜，心多散逸，難可制伏，攝之勤策，追道之始。

第三時，心動靜相半，心靜似攝，心常靜散相半，用心勤策，漸見調熟。

第四時，心靜多動少，攝心漸熟，動即攝之，專注一境，失而遽得。

第五時，心一向純靜，有事無事，觸亦不動，田攝心熟，堅散準定，從此已後，處顯而入七候，任運自得，非關作矣。

第一候，宿疾并銷，身輕心暢，停心人内，神靜氣安，四大適然，六情沉寂，心安懸境，抱一守中，喜悦日新，名爲得道。

第二候，超過常限，色返童顔，形悦心安，通靈徹視，移居別郡，揀地而安，鄰里知人，勿令舊識。

第三候，延年千載，名曰仙人。遊諸名山，飛行自在，青童侍衛，玉女歌揚，騰躡煙霞，綠雲捧足。

第四候，煉身成氣，氣繞身光，名曰真人，存亡自在，光明自照，晝夜常明，遊諸洞宮，諸仙侍立。

第五候，煉氣爲神，名曰神人。變通自在，作用無窮，力動乾坤，移山竭海。

第六候，煉神合色，名曰至人。神既通靈，色形不定，對機施化，應物現形。

第七候，身超物外，迴出常倫。大道玉皇，共居靈境，聖賢集會，弘演至真，造化通靈，物無不達，修行至此，方到道源。萬行休停，名曰究竟。今時之人，學道日淺，曾無一候，何得能應事，則知不修不能自明，氣不專不能自來。《道經》曰：專氣致柔，能如嬰兒乎。《黃庭經》曰：仙人道士非有神，積精累氣以成真。正謂此也。彼未學者，或吐或納，四時王相之氣，或服引七宿二景之精，堅固以象胎形，閉氣以為胎息，乖乖真人之妙訣，蓋是古來之未聞。如此之徒，翻亂元氣，不攝於形神。夫至人以心遊於淡，氣合於漠，散微於玄泉，聽息於無來，則神光內照，五臟生寶，自然有紫煙上浮，玉液交映，散傳先天之氣，存白靈米，積精成形，口銜靈芝，棲於形中，是為真仙之術。守中抱一，勿失，與天地齊畢。

《神氣養形論》

夫身為神氣之窟宅，神氣若存，身康力健，神氣若散，身乃死焉。若欲存身，先安神氣，即氣為神母，神為氣子，神氣若俱，長生不死。若欲安神，須煉元氣，氣在身內，神安氣海，氣海充盈，心安神定，定若不散，身心凝靜，靜至定俱，身存年永。常住道源，自然成聖。氣通神境，神通慧命，命住身存，合於真性，日月齊齡，道成究竟。依此鍊氣，欲學此術，先須絕粒，安心氣海，存神丹田，攝心靜慮，氣海若具，自然飽矣。專心修者，百日小成，三年大成。初入五時，後通七候，神靈變化，出沒自在，峭壁千里，去住無礙。氣若不散，即氣海充盈，神靜丹田，身心永固，自然回顏駐色，變體成仙，隱顯自由，通靈百變，名曰度世，號曰真人，天地齊年，日月同壽。此法不服氣，不嚥津，不辛苦，要吃但吃，須休即休，自在自由，無阻無礙，五時七候，入所定觀。大學道之人，人有五時：

第一時，心動多靜少，思緣萬境，取捨無常，忘慮度量，猶如野馬，常人心也。

第二時，心靜少動多，攝動入靜，心多散亂，難可制伏，攝之動策，進道之始。

第三時，心動靜相半，心靜似攝，心常散逸，用心勤策，漸見調熟。

第四時，心靜多動少，攝心漸熟，動即攝之，專注一境，失而遽得。

第五時，心一向純靜，有事無事，觸亦不動，由攝心熟，堅固準定，從此已後，處顯而入七候，任運自得，非關作矣。

第一候，宿疾并銷，身輕心暢，停心在內，神靜氣安，四大適然，六情沉寂，心安懸境，抱一守中，喜悅日新，名為得道。

第二候，超過常限，色返童顏，形悅心安，通靈徹視，移居別郡，揀地而安，鄰里知人，勿令舊識。

第三候，延年千載，名曰仙人，遊諸名山，飛行自在，青童侍衛，玉女歌揚，騰躡煙霞，綵雲捧足。

第四候，鍊身成氣，氣繞身光，名曰真人，存亡自在，光明自照，晝夜常明，遊諸洞宮，諸仙侍立。

第五候，鍊氣成神，名曰神人，變通自在，作用無窮，力動乾坤，移山竭海。

第六候，鍊神合色，名曰至人，神既通靈，色形不定，對機施化，應物現形。

第七候，身超物外，迥出常倫，大道玉皇，共居靈境，聖賢集會，弘演至真，造化通靈，物無不達，修行至此，方到道源。萬行休停，名曰究竟。今時之人，學道日淺，曾無一候，何得通靈？理守愚情，保持穢質，四時遷運，形妄色衰，體謝歸空，稱爲得道，謬矣！此胎息定觀，是留神駐形之道術，在口訣不書於文，有德至人方遇此法，細詳留意，必獲無疑。賢達之人，逢斯聖矣！

（《存神煉氣銘》）

夫氣者，道之幾微也。幾而動之，微而用之，乃生一焉，故混元全乎太易。夫一者，道之沖凝也。沖而化之，凝而造之，乃生二焉，故天地分乎太極。是以形體立焉，萬物與之同稟；精神著焉，萬象與之齊受。在物之形，唯人爲貞；在象之精，唯人爲靈。并乾坤，居三才之位，合陰陽，當五行之秀。故能通玄降聖，練質登仙，隱景入虛，無之心至妙，入登仙之法。登仙之法，所學多途，至妙之旨，其歸一揆。或飛消丹液，藥效升騰，或齋戒存修，功成羽化。然金石之藥，實虛費而難求，習學之功，彌歲年而易遠。若乃爲之速效，專之克成，虛無合其道，與神靈合其德者，其唯氣妙乎！黃帝曰：食穀者智而夭，食氣者神而壽，不食者不死。真人曰：夫可久於其道者，養生也；常可與久遊者，納氣也。氣全則生存，然後能養志；養志則合真，然後能久登生氣之域。可不勤之哉！是知吸引晨霞，餐漱風霜，養精光於五臟，導營衛於百關，既祛疾以安形，復延和而享壽。閉視聽以胎息，返衰朽於童顏，遠取於天，近取於己。心閑自適，體逸無爲欣。邈矣！於百年全浩然於一室，就輕舉之諸術，真清虛之雅致歟！若兼修真之業、煉化之功，則佇雲軺而促期，馳羽駕而增遠矣。服氣之經，頗覽多本，或散在諸部，或未暢其宗。觀之者以不廣致疑，習之者以不究無效。今故纂類篇目，詳精源流，庶使蟪蛄之兼濟，豈龜龍之獨善耳。

（《服氣精義論》）

《仙真經》云：夫人臨終而始惜身，罪定而思遷善，病成方功於藥，天網已挂，胡可追耶？故賢人上士，惜未危之命，懼未萌之禍，理未至之病也。修真品有三：上年、中年、下年。上年者，二十、三十也。中年者，四十、五十也。下年者，六十、七十也。上年者早悟大道，識達玄微，髓壯骨堅，筋全肉滿，從容履道，無不成功。中年者悟道已晚，筋肉骨髓各有其半，處在進退，如日中之功。下年者骨髓筋脉，十有二三，猶可補修，如日暮功矣。八十已上者，罪位已定，無可救之法。腦竭髓盡，萬關乾枯，神謝氣亡，尸行鬼步。桑榆子曰：尸以喻無知，鬼以喻有知而非人情者。惟尸行，惟鬼步，且行且步，運之者誰？則知元氣尚在，但以減耗，鄰於涸矣。若逢至人，成得大藥，譬持盈車之焦蓬，爇將燼之餘焰，亦可致其赫然而熾矣。此言無可救者，只謂氣功已晚，自我之事不及矣。若遇玄聖而救其生，死則肉骨起仆蕢枯，何爲而不可？況彼尚爲物也。先賢上士知風燭之倏忽，乃攝志持情，捨榮棄俗，奉身歸道，不與物傷。道者，氣也。氣者，身之根也。魚離水必死，人失道豈存？是以保生者，務修於氣，愛氣者，務保於精。精氣兩存，是名保真也。人有三丹田：上元、中元、下元是也。上元丹田，腦也，亦名泥丸。中元丹田，心也，亦名絳宮。下元丹田，氣海也，亦名精門。三元之中，各有一神。桑榆子曰：精化爲氣，氣胚而神集焉。神何物也？靈照之名也。知化氣全，氣全則神全，若元氣充滿，百骸孔竅神必備矣。必備者無他，氣至則神到。今人有憂患，動中則知見因而暫虧，蓋氣擁有不至者耳。苟心冥氣和，其神豈獨三元之中而已哉！精者，身之根，根者，氣之位。精全則氣全，精泄即氣泄，氣泄則神乘而去之，唯精與氣須全耳。《黃庭》云：長生至

第八篇　治未病学

……《黄帝内经》云……

……《素问》……

……八十四岁……

……《抱朴子》……

慎房中急，何爲死作令神泣？但當吸氣録子精，寸田尺宅可治生。若當决海百瀆傾，葉去樹枯失青青。故先賢至於道者，莫不因愛氣保精而能全也。夫服氣本名胎息，胎息者，如嬰兒在腹中，十個月不食而能長養成就，爲新受正氣，無思無念，兀然凝寂，受元氣，變化關節臟腑，皆自然而成。豈有傅保之衛，飢渴之備耶？及出母腹，即吸納外氣，而有啼叫之聲，即乾濕飢飽，似有所念，即失元氣。人能依嬰兒在母腹中自服内氣，握固守一，是名曰胎息。桑榆子曰：此言失元氣者，非也。苟納外氣，便失元氣，即世間無復有生人矣。《法華經》云：須行住坐卧，身心不亂者，亦言氣主心，心邪則氣邪，心正則氣正。今人所舉手動足，喜怒哀樂，莫不由心。心之動息，莫不是氣。氣感意，意從心，心和則氣全，氣全即神全；氣絶即神滅，神滅即爲委土矣。故醫家先診脉者，測候五臟四時之氣，察諸病源，始尋方藥。人但能察得氣候，口鼻取捨，斯須不忘，自然五臟和，而脉調氣順也。夫人與天地合體，陰陽混氣，皮膚骨髓，臟腑及榮衛，呼吸進退，寒暑變異，莫不均乎二儀，應乎五行也。是知天地否泰，陰陽之氣亂焉，臟腑不調，經脉之候病焉，因外所中者，百病起於風，因内所致者，百病起於氣也。故曰：恬淡虚無，真氣從之，精神内守，病安從來？信哉！是故須知形神之理，養而全之，審内外之病，慎而修之。岐伯高曰：食氣者則靈而壽延，食穀者多智而促命。凡服氣者何求也？以其功至，則氣化爲血，血化爲精，精化爲髓。一年易氣，二年易血，三年易脉，四年易肉，五年易髓，六年易筋，七年易骨，八年易髮，九年易形，即三萬六千神在於身，化爲真仙，號爲真人矣。是以意在玄微，理生不測。修真之人又有三等，任時分理，其狀不一。上等之士，本性虚閑，用志清雅，發言合道，履行無瑕。如此之人有前代之資，以石投水，無所比之也。中等之人，或身居榮禄，或地勢高遠，或巨葉厚姻，或有名有望，二疑進退，倏忽虚捐，聞道即痞寐不安，思名則終朝不息，兩心交戰，勝者即全，逡巡之間十失六七矣。中等已降，二時既過，蹉跎暮年，筋力衰微，心神已喪，雖食厚禄，白日將傾，追惟噬臍，方即正路。此時若能精心勵志，尚乃救其一二焉。此皆先賢所悲，表示於後，幸察根柢，生實信心。

（《延陵先生集新舊服氣經》）

混沌之先，太無空焉；混沌之始，太和寄焉。寂兮寥兮，無適無莫。三一合元，六一合氣，都無形象，窈窈冥冥，是爲太易，元氣未形；漸謂太初，元氣始萌；次謂太始，形氣始端；又謂太素，形氣有質；復謂太極，質變有氣；氣未分形，結胚象卵，氣圓形備，謂之太一。元氣先清，昇上爲天，元氣後濁，降下爲地，太無虚空之道已生焉。道既無生，自然之本，不可名宣，乃知自然者，道之父母，氣之根本也。夫自然本一，大道本一，元氣本一。一者，真正至元，純陽一氣，與太無合體，與大道同心，自然同性，則可以無始無終，無形無象，清濁一體，混沌之未質，故莫可紀其窮極。洎乎元氣濛鴻，萌芽兹始，遂分天地，肇立乾坤，啓陰感陽，分布元氣，乃孕中和，是爲人矣。首生盤古，垂死化身，氣成風雲，聲爲雷霆，左眼爲日，右眼爲月，四肢五體爲四極五嶽，血液爲江河，筋脉爲地里，肌肉爲田土，髮髭爲星辰，皮毛爲草木，齒骨爲金石，精髓爲珠玉，汗流爲雨澤。身之諸蟲，因風所感，化爲黎甿。以天之生，稱曰蒼生；以其首黑，謂之黔首，亦曰黔黎。其下品者，名爲蒼頭。今人自名稱黑頭蟲也，或爲裸

蟲，蓋盤古之後，三皇之前，皆裸形焉。三王之代，然乃裁革結莎，巢橧營窟，多食草木之實，啖鳥獸之肉，飲血茹毛，蠢然無悶。既興燔黍擗豚，抔飲窊樽，蕢桴土鼓，火化之利，絲麻之益，範金合土，大壯宮室，重門擊柝，户牖庖厨，以炮以烹，以煮以炙，養生送死，以事鬼神。自太無太古，至於是世，不可備紀。爰從伏羲，迄於今日，凡四千餘載，其中生死變化，才成人倫，爲君爲臣，爲父爲子，興亡損益，進退成敗，前儒志之，後儒承之，結結紛紛，不可一時殫論也。且天地溟涬之後，人起出盤古遺體，散爲天經地緯，天文地理，五羅二曜，黄赤交道，五嶽百川，白黑晝夜，産生萬物，亭育萬匯，其爲羽毛鱗介，各三百六十之數，凡一千八百類。人爲倮蟲之長，預其一焉。人與物類，皆稟一元之氣，而得生成。生成長養，最尊最貴者，莫過人之氣也。澡叨預一倮，忝竊三才，漁獵百家，披尋萬古，備論元氣，盡述本根，委質自然，歸心大道，求諸精義，纂集玄譚，記諸真經，永傳來哲。達士遇者，慎勿輕生，以日以時，勤煉勤行，鶴栖華髮，無至噬臍。同好受之，常爲寶耳。

論曰：元氣無號，化生有名；元氣同包，化生異類。同包無象，乃一氣而稱元；異居有形，立萬名而認表。故無名天地之始，有名萬物之母，常無慾以觀其妙，常有慾以觀其徼。徼爲表，妙爲裏。裏乃基也，表乃始也。始可名父，妙可名母，此則道也，名可名也，兩者同出而異名。同謂之道，異謂之玄，玄之又玄，衆妙之門。又曰：有物混成，先天地生，寂兮寥兮。獨立不改，周行不殆，可以爲天下母，吾不知其名，字之曰道。乃自然所生。既有大道，道生陰陽，陰陽生天地，天地生父母，父母生我身。

夫情性形命，稟自元氣。性則同包，命則異類。性不可離於元氣，命隨類而化生。是知道、德、仁、義、禮，此五者不可斯須暫離，可離者非道、德、仁、義、禮也。道則信也，故尊於中宫，曰黄帝之道；德則智也，故尊於北方，曰黑帝之德；仁則人也，故尊於東方，曰青帝之仁；義則時也，故尊於西方，曰白帝之義；禮則法也，故尊於南方，曰赤帝之禮。然三皇稱曰大道，五帝稱曰常道，此兩者同出異名。

元氣本一，化生有萬。萬須得一，乃遂生成。萬若失一，立歸死地，故一不可失也。一謂太一，太一分而爲天地，天地謂二儀，二儀分而立三才，三才謂人也，故曰才成人備。人分四時，四時分五行，五行分六律，六律分七政，七政分八風，八風分九氣。從一至九，陽之數也；從二至八，陰之數也。九九八十一，陽九太終之極數；八八六十四，陰六太終之極數也。

一含五氣，是爲同包；一化萬物，是謂異類也。既分而爲三爲萬，然不可暫離一氣。五氣者，隨命成性，逐物意移，染風習俗，所以變化無窮，不唯萬數，故曰遊魂爲變。只如武都耆男化爲女，江氏祖母化爲黿，黑胎氏猪而變人，蒯武安人而變虎，斯遊魂之驗也。

夫一含五氣，軟氣爲水，水數一也；温氣爲火，火數二也；柔氣爲木，木數三也；剛氣爲金，金數四也；風氣爲土，土數五也。五氣未形，三才未分，二儀未立，謂之混沌，亦謂混元，亦謂元塊如卵。五氣混一，一既分元，列爲五氣，氣出有象，故曰氣象。

張衡《靈憲渾天儀》云：夫覆載之根，莫先於元氣；靈曜之本，分氣成元象。昔者先王步天路，用定靈軌，尋諸本元，先準之於渾體，是爲正儀，是爲立度，而後皇極有所建也，旋運

有所稽也。是爲經天緯地之根本也。

聖人本無心，因茲以生心。心生於物，死於物。機在心目，天地萬機、成敗興亡、得失去留，莫不由於心目也。死者陰也，生者陽也，陰陽之中，生道之術，而不知修行之路，常遊生死之逕，故墨翟悲絲、楊朱泣岐，蓋以此也。夫太素之前，幽清玄靜，寂寞冥默，不可爲象，厥中惟虛，厥外惟無，如是者永久焉，斯謂溟涬，蓋乃道之根。既建方有，太素始萌，萌而未兆，一氣同色，混沌不分，故曰有物混成。然雖成其氣，未可得而形也。其遲速之數，未可得而化也，如是者又永久焉，斯謂龐鴻，蓋乃道之干也。於是元氣剖判，剛柔始分，陰陽構精，清濁異位，天成於外，地定於內。天體於陽也，象乎道干，以有物成體，以圓規覆育，以動而始生；地體於陰也，象乎道根，以無名成質，以方矩載誕，以靜而終死，所謂天成地平矣。既動以行施，靜以含化，鬱氣構精，時育庶類，斯謂天元，蓋乃道之實也。

夫在天成象，在地成形，天有九位，地有九域，天有三辰，地有山川，有象可效，有形可度，情性萬殊，旁通感著，自然相生，莫之能紀。紀綱經緯，今略言之。四方八極，地之維也，徑二億三萬二千五百一十七里，南北則知減千里，東西則廣增千里。自地至天半於人極，地中深亦如之，（半之極，徑圜之數一半是也。計天地相去一億一萬二百五十八里半也。）通四度之，乃是混元之大數也。天道左行，有反於物，則天人氣左盈右縮，天以陽而迴轉，地以陰而停輪，是以天致其動，稟氣舒光，地致其靜，永施候明。天以順動，不失其光，則四序順節，寒暑不忒；地以順靜，不失其體，則萬物榮華，生死有禮。故品物成形，天地用順。夫至大莫若天，至厚莫若地，至多莫若水，至空莫若土，至華莫若木，至實莫若金，至無莫若火，至明莫若於日月，至昏莫若於暗虛。（日月至明，遇暗虛猶薄蝕昏黑，豈況於人乎哉。）夫地有山嶽川谷、井泉江河、洞湖池沼、陂澤溝壑，以宣吐其氣也；天有列宿星辰三百四十八座，亦天之精氣所結成，凝瑩以爲星也。星者，體生於地，精成於天，列居錯峙，各有所屬，斯謂懸象矣。（或云玄象，亦可兩存。）夫日月徑周七百里三十六分之一，其中地廣二百里三十二分之一。日者，陽精之宗，積精成象，象成爲禽，金鷄、火鳥也，皆曰三足，表陽之類，其數奇；月者，陰精之宗，積精而成象，象成爲獸，玉兔、蟾蜍也，皆四足，表陰之類，其數偶。是故奇偶之數，陰陽之氣，不失光明，實由元氣之所生也。

夫人之受天地元氣，始因父精母血，陰陽會合，上下和順，分神減氣，忘身遺體，然後我性隨降，我命記生，綿綿十月之中，（人皆十月處於胞胎，解在卷末也。）蠢蠢三時之內，（人雖十月胞胎，其實受孕三十八臘。一臘謂一七。日一變，凡三十八變。）然後解胎求生。求生之時，四日之中，善慧聰明者，如在王室，受諸快樂，釋然而生，如從天降下，子母平善，無諸痛苦，親屬歡喜，鄰里相慶；凶惡悖戾者，如在狴牢，受諸苦毒，二命各爭，痛苦難忍，親族憂惶，鄰里驚懼。凡在世人受孕日數，數則一定，善惡兩分，爲人子者，安可悖亂五逆哉！今生子滿三十日，即相慶賀，謂之滿月，皆以此而習爲俗矣。氣足形圓，百神俱備，如二儀分三才，體地法天，負陰抱陽，喻瓜熟蒂落，啐啄同時，既而產生，爲赤子焉。夫至人含懷道德，冲泊情性，抱一守虛，澹寂無事，體合虛空，意栖胎息，故曰合德之厚，比於赤子。赤子之心，與至人同心，內爲道德之所保，外爲神明之所護，比若慈母之於赤子也。夫赤子以全和爲心，聖人以全德爲心，外無分別之意，內無害

物之心。赤子以全和，故能拳手執握，自能牢固，所謂骨弱筋柔而握固，未知牝牡之合而峻作，精之至，終日號而不嗄，和之至。執牢實者，其由元氣充壯，致骨弱筋柔。未知陰陽配合，而含氣之源動作者，由精氣純粹之所然也。陰爲雌牝，陽爲雄牡，峻謂氣命之源。氣命之源，則元氣之根本也。言赤子心無情慾，意無辨認，雖有峻作，且不被外慾牽挽，終無吠澮尾閭之虞，其氣真精，往還溯流，自然自在，任運任真而已，故曰精之至也。終日號啼，而聲不嘶嗄者，亦純和之至也，故曰和之至也。嗄者，聲物之破也。赤子以元氣内充，真精存固，全和之至，乃不破散也。

《上清洞真品》云：人之生也，禀天地之元氣，爲神爲形；受元一之氣，爲液爲精。天氣減耗，神將散也；地氣減耗，形將病也；元氣減耗，命將竭也。故帝一回風之道，溯流百脉，上補泥丸，下壯元氣。腦實則神全，神全則氣全，氣全則形全，形全則百關調於内，八邪消於外。元氣實則髓凝爲骨，腸化爲筋，其由純粹真精，元神元氣，不離身形，故能長生矣。

秦少齊《議黄帝難經》云：男子生於寅，寅爲木，陽也；女子生於申，申爲金，陰也。元氣起於子，乃人命之所生於此也。男從子左行三十，女從子右行二十，俱至於巳，爲夫妻懷妊，受胎氣於此也。男從巳左行十至寅，女從巳右行十至申，俱爲十月受氣，氣足形圓，寅申乃男女所生於此也。從寅左行三十至未，未謂小吉，男行年所至也；從申右行二十至丑，丑謂大吉，女行年所至也。然乃許男婚而女娉矣。如是永久焉，則元氣無所復，精氣無所散，故致長生也。夫天地元氣既起於子之位，屬水，水之卦爲坎，主北方，恒嶽冀州之分野，人之元氣亦同於天地，在人之身生於腎也。人之元氣，得自然寂静之妙，抱清虚玄妙之體，玄之又玄，妙之又妙，是謂衆妙之門，乃元氣玄妙之路也。故玄妙曰神，神之靈者曰道，道生自然之體，故能長生。生命之根，元氣是矣。

夫腎者神之室，神若無室，神乃不安，室若無神，人豈能健！室既固矣，乃神安居。則變凡成聖，神自通靈。神乃愛生而室不能固，致使神不得安居，室屋於是空廢，遂投於死地矣。若人自以其妙於運動，勤於修進，令内清外静，絶諸染污，則大壯營室，神魂安居。神之與祇，恒爲營衛，身之與神，兩相愛護，所謂身得道，神亦得道；身得仙，神亦得仙。身神相須，窮於無窮也。

夫元氣者，乃生氣之源，則腎間動氣是也。此五臟六腑之本，十二經脉之根，呼吸之門，三焦之源，一名守邪之神，聖人喻引樹爲證也。此氣是人之根本，根本若絶，則臟腑筋脉如枝葉，根朽枝枯，亦以明矣。問：何謂腎間動氣？答曰：右腎謂之命門，命門之氣，動出其間，間由中也，動由生也，乃元氣之係也，精神之舍也。以命門有真精之神，善能固守，守御之至，邪氣不得妄入，故名守邪之神矣。若不守邪，邪遂得入，入即人當死也。人所以得全生命者，以元氣屬陽，陽爲榮，以血脉屬陰，陰爲衛，榮衛常流，所以常生也。亦曰榮衛，榮衛即榮華氣脉，如樹木芳榮也。榮衛臟腑，愛護神氣，得以經營，保於生路。又云：清者爲榮，濁者爲衛，榮行脉中，衛行脉外，晝行於身，夜行於藏，一百刻五十周，至平旦大會，兩手寸關尺，陰陽相貫常流，如循其環，終始不絶。絶則人死，流即人生，故當運用調理，愛惜保重，使

榮衛周流，神氣不竭，可與天地同壽矣。

夫混沌分後，有天地水三元之氣，生成人倫，長養萬物，人亦法之，號爲三焦三丹田，以養身形，以生神氣。有三位而無正藏，寄在一身，主司三務。上焦法天元，號上丹田也，其分野自胃口之上，心下膈已上至泥丸，上丹田之位受天元陽氣，治於膻中，膻中穴在胸，主溫於皮膚肌肉之間，若霧露之溉焉；中焦法地元，號中丹田也，其分野自心下膈至臍，中丹田之位受地元陰氣，治於胃脘，胃脘穴在心下，主腐穀熟水，變化胃中水穀之味，出血以營臟腑身形，如地氣之蒸焉；下焦法水元，號下丹田也。其分野自臍中下膀胱囊及漏泉，下丹田之位受水元陽氣，治於氣海，在臍下一寸。府於氣街者，氣之道路也。三焦都是行氣之主，故府於氣街，街，乃四通八達之大道也。下焦主運行氣血，流通經脉，聚神集精，動靜陰陽，如水流就濕，濕即源，濕言水行赴下也。澆注以時，雲氣上騰，降而雨焉。

《仙經》云：我命在我，保精受氣，壽無極也。又云：無勞爾形，無搖爾精，歸心靜默，可以長生。生命之根本，決在此道，雖能呼吸導引，修福修業，習學萬法，得服大藥，而不知元氣之道者，如樹但有繁枝茂葉，而無根荄，豈能久活耶？若以長夜聲色之樂，嗜慾之歡，非不厚矣，卒逢夭逝之悲，永捐泉壠之痛，是則爲薄亦已甚矣。若以積年終日，勤苦修煉，受延齡之方，依玉經之法，遵火食之禁，知元氣之旨，拘魂制魄，留胎止精，此非不薄矣，卒逢長久之壽，永住雲霄之境，是則爲厚亦已甚矣。故性命之限，誠有極也，嗜慾之情，固無窮也，以有極之性命，逐無窮之嗜慾，亦自斃之甚矣。夫土能濁河，不能濁海，風能拔樹，不能拔山，嗜慾之能亂小人，不能動君子，夫何故哉？君子乃處士也，小人乃遊子也，須知性分有極，生涯難保，若不示之以樞機，傳之以要道，宣之以心髓，授之以精華，則片言曠代，一經皓首，不可得聞道矣。夫道者何所謂焉？道即元氣也。元氣者，命卒也。命卒者，惟中之術也。以存道爲法，化精爲妙，使氣流行，運無阻滯。是故流水不腐，户樞不蠹。若知玄之又玄，男女同修，夫婦俱仙，斯謂妙道。

《仙經》云：一陰一陽謂之道，三元二合謂之丹，溯流補腦謂之還，精化爲氣謂之轉。一轉一易一益，每轉延一紀之壽，九轉延一百八歲。西王母云：呼吸太和，保守自然，先榮其氣，氣爲生源。所爲易益之道，益者益精也，易者易形也。能益能易，名上仙籍；不益不易，不離死厄。行此道者，謂常思靈寶。靈者神也，寶者精也。但常愛氣惜精，握固閉口，吞氣吞液，液化爲精，精化爲氣，氣化爲神，神復化爲液，液復化爲精，精復化爲氣，氣復化爲神，如是七返七還，九轉九易，既益精矣，即易形焉。此易非是其死，乃是生易其形，變老爲少，變少爲童，變童爲嬰兒，變嬰兒爲赤子，即爲真人矣。至此道成，謂之胎息。修行不倦，神精充溢，元氣壯實，腦既已凝，骨亦換矣。

《仙經》云：陰陽之道，精液爲寶，謹而守之，後天而老。又云：子欲長生，當由所生之門，遊處得中，進退得所，動靜以法，去留以度，可延命而愈疾矣。又云：以金理金，是謂真金；以人理人，是謂真人；人常失道，非道失人。人常去生，非生去人。要常養神，勿失生道，長使道與生相保，神與生相守，則形神俱久矣。王母云：夫人理氣，如龍理水。氣歸自然，神歸

虛無，精歸泥丸。水出高源，上入天河，下入黃泉，橫流百川，終歸四海。氣之與水，循環天地，流注人身，輪轉無窮，運行無極，人能治之，與天地齊其經，日月同其明矣。

《古訣記》云：人之元氣，乃神魂之餚饌，故曰子丹進餚饌正黃。是以神服元氣，形食五味，氣清即神爽，氣濁即神病。故常謂勻修煉氣，常令氣清，所謂煉神煉魂，却鬼制魄，使形神俱安。夫魂降於天謂之神，魄本於地謂之鬼，鬼即屬陰，神即屬陽，所以煉魂神，服元氣，千萬不死，身得昇天；食五味，祝淫鬼，千萬皆死，形沒於地。夫魂飛於天，魄沉於泉，水火分解，各歸本元，生則同體，死則相懸，飛沉各異，稟之自然。何哉？如一條之木，以火燔之，煙即飛上，灰即下沉，亦是自然而然也。

《九皇上經》曰：始青之下月與日，兩半同昇合成一，出彼玉池入金室，大如彈丸黃如橘，中有佳味甜如蜜，子能得之慎勿失。注云：交梨火棗，生在人體中，其大如彈丸，其黃如橘，其味甚甜，其甜如蜜，不遠不近，在於心室。心室者，神之舍，氣之宅，精之主，魂之魄。玉池者，口中舌上所出之液，液與神氣一合，謂兩半合一也。

《太清誥》云：許遠遊與王羲之書曰，夫交梨火棗者，是飛騰之藥也。君侯能剪除荊棘，去人我，泯是非，則二樹生君心中矣，亦能葉茂枝繁，開花結實，君若得食一枝，可以運景萬里。此則陰丹矣。但能養精神，調元氣，吞津液，液精內固，乃生榮華，喻樹根壯葉茂，開花結實，胞孕佳味，異殊常品。心中種種，乃形神也。陰陽乃日月雨澤，善風和露，潤沃溉灌也。氣運息調，榮枝葉也。性清心悅，開花也。固精留胎，結實也。津液流暢，佳味甜也。古仙誓重，傳付於口，今以翰墨宣授，宜付奇人矣。

道林云：此道亦謂玉醴金漿法。玉醴金漿，乃是服煉口中津液也。一曰精；二曰泪；三曰唾；四曰涕；五曰汗；六曰溺。人之一身，有此六液，同一元氣，而分配五臟六腑、九竅四肢也。知術者，常能歲終不泄，所謂數交而不失出，便作獨卧之仙人也。常能終日不唾，恒含而嚥之，令人精氣常存，津液常留，面目有光。

《老子節解》云：唾者，溢爲醴泉聚，流爲華池府，散爲津液，降爲甘露，漱而嚥之，溉臟潤身，通宣百脉，化養萬神，肢節毛髮，堅固長春，此所謂內金漿也，可以養神明，補元氣矣。若乃清玉爲醴，煉金爲漿，化其本體，柔而不剛，色瑩冰雪，氣奪馨香，飲之一盃，壽與天長，此所謂外金漿也。可以固形體，堅臟腑矣。又常使身不妄出汗，汗是神之信，元調而運動微汗者，適致也，乃勿衝冷風。若極勞形，盜失精汗者，霢霂不止，大困神形，固當緩形徐行，勞而不極，坐卧勿及疲倦。行立坐卧，常能消息從容，導引按摩消息，令人起坐輕健，意思暢逸。又常伺候大小二事，無使强關抑忍，又勿使失度，或澀或寒或滑多，皆傷氣害生，爲禍甚速。此所謂知進退存亡，聖人之道也。

夫聖凡所共寶貴者，命也；賢愚所共愛惜者，身也。是故聖人以道德、仁義、謙慈、恭儉、天文、人事、預垂瑞兆以示君子也；禮樂、征伐、法律、刑典、鬼神、卜筮、夢覺、警象以示小人也。夫養生之要，先誡其外，後慎其內，內外寂静，此謂善入無爲也。欲求無爲，先當避害，何者？遠嫌疑，遠小人，遠苟得，遠行止，慎口食，慎舌利，慎處鬧，慎力鬬，常思過失，改而從

六

受八誡

一

善。又能通天文，通地理，通人事，通鬼神，通時機，通術數。是則與聖齊功，與天同德矣。夫術數者，莫過修神，淘煉真氣，使年延疾愈，外禳邪惡，清净心身，使禍害不干。

《道德論》曰：大中之象，莫高乎道德，次莫大乎神明，次莫廣乎太和，次莫崇乎天地，次莫著乎陰陽，次莫明乎聖功。夫道德可道不可原，神明可生不可伸，太和可體不可化，天可行不可宣，陰陽可用不可得，聖功可觀不可言。是知可道非自然也，可明非素真也。

夫修無爲入真道者，先須保道氣於體中，息元氣於臟內，然後輔之以藥物，助之以百行，則能內愈萬病，外安萬神，內氣歸元，外邪自却。却灾害於外，神道德於內，內外相濟，保守身命，豈不善乎？

《老子》云：功成名遂身退，天之道。又云：功成事遂，百姓謂我自然。又云：修之於身，其德乃真；修之天下，其德乃普。以身觀身，以天下觀天下，吾何以知天下之然哉？以此，夫何？故教天子則爲事法天，教諸侯則以政理國，教用兵則不敢爲主，教利器則不可示人，教處世則和光同塵，教出家則道與俗反，教養性則穀神不死，教體命則善壽不亡，教修身則全神具氣，教修心則虛心守道，教見前則常善救物，教冥報則神不傷人，所謂事少理長，由人備授。其得也者，則骨節堅强，顔色悦澤，老而還少，不衰不朽，長存世間，長生久視，寒温風濕不能傷，鬼神精魅不敢犯，五兵百蟲不敢害，憂悲喜怒不爲累。常以六經訓俗，方士授術，此其真得道要矣。

真人云：聖人知元氣起於子，生於胥，胞於巳，胎於午，故存於心，息於火，養於未土，生於申金，沐浴於酉，冠帶於戌土，官榮於亥，帝王於子水，衰於土丑，病於木寅，死於震卯，墓於巽辰。墓即葬也，葬者藏也，歸者，終也。元氣，元始於水，歸終於風，藏風於土，是謂歸魂。巽即風也，辰即土也，水之所流，歸於辰也，故云地缺於東南，水流於巽户。《列子》云：海之表有大壑焉，號爲尾閭，是大水泄去之所。人之元氣，亦有尾閭之壑，故象於水焉。是知土藏其風，風藏其土，土藏其水，水藏其土，土藏其火，火藏其土火所以墓在戌土，水所以墓在辰土也。土藏其木，木藏其土，土藏其金，金藏其土，木所以墓在未土，金所以墓在丑土，土能藏木、金、水、火，而土自亦歸於土，故墓亦在辰土，是謂還元返本、歸根復命之道。

《老子》云：夫物芸芸，各歸其根，歸根曰静，静曰復命，復命曰常，知常曰明。是謂知常道之理，會可道之事，即知明白之路，達坦平之涯。故曰：知其白，守其黑，爲天下式。知常容，容乃公，公乃王，王乃天，天乃道，道乃久，是謂公道。盗之公道，盗之天地，萬物無不通容。

《陰符經》云：三盗既宜，三才既安。故曰食其時，百骸理；動其機，萬化安。真人云：知此道者，即識真水真火、真鉛真汞、真龍真虎、真牙真車、真金真石、真木真土、真丹真藥、真神真氣、真物真精、真客真主，既皆認得其真，然乃依師用師，依道用道，依術用術，依法用法，修之煉之，淘之汰之，研之精之，調之習之，仙人所以目八字妙門，一元真法，謂之虛心實腹，飢氣渴津八字是也。訣云：常能虛寂一心，善亦不貯，豈況一塵穢惡！所謂静心守一，除慾止亂，衆垢除，萬事畢，恒使腹中飽實，所謂腹中無滓穢，但有真精元氣，淘汰修煉

不輟，自然開花結實矣。飢即吞氣，渴即嚥津，不飢不渴即調習，使周流通暢，不滯不隔，蠢蠢陶陶，滔滔樂樂，不知天地大小，不知日月迴轉，可以八百一十年爲一大運耳。

夫修煉法者，言調和神氣，使周流不竭絶於腎。腎乃命門，故曰命術也。神氣不竭，則身形長生，煉骨化形，遊於帝庭，位爲真人，以養元氣，男女俱存。《經頌》云：道以精爲寶，寶持宜密祕，施人則生人，留己則生己，生己永度世，名籍存仙位，人生則陷身，身退功成遂。結嬰尚未可，何況空廢棄，棄損不覺多，衰老而命墜。天地有陰陽，元氣人所貴，貴之合於道，但當慎無貴。夫能養其元，綿綿服其氣，轉轉還其精，冲融妙其粹。

夫能服元氣者，不可與餌一葉一花、一草一木、靈芝金石之精滯，砂礫之滓穢，同日同年而語哉！《老子》云：精者，血脉之川源，守骨之靈神，故重之以爲寶；氣者，肌肉之雲氣，固形之真物，故重之以爲生。人之一身，法象一國，神爲君，精爲臣，氣爲民。民有德，可爲尊，君有道，可以永久有天下。是以能養氣有功，可化爲精；養精有德，可化爲神；養神有道，可化爲一身，永久有其生。

《三一訣》云：修煉元氣真神，三一存至者，即精化爲神，神化爲嬰兒，嬰兒化爲真人，真人化爲赤子。赤子乃真一也，一乃帝君也，能統一身，主三萬六千神。帝若在身，三萬六千神無不在也，故能舉其身遊帝庭。

《天老十干經》云：食氣之道，氣爲至寶，一歲至肌膚充榮，二歲至機關和良，三歲至骨節堅强，四歲至髓腦填塞。填塞，滿塞也。天有四時，氣應四歲，食氣守一，功備四年，則神與形通。形能通神，如日明焉，不視而見形，不聽而聞聲，不行而能至，不見而知之，所謂形一神千，得稱爲仙，形一神萬，得稱嬰兒，形一神萬八千，得稱真人，形一神三萬六千，得稱赤子，即真一帝君矣。與日月長生，天地齊齡，道之成矣。

夫元氣有一，用則有二，用陽氣則能飛行自在，朝太清而遊五嶽；用陰氣即能住世長壽，適太陽而遊洞穴。是謂元氣一性，陰陽二體，一能生二，二能生三，三生萬物。萬物若不得元氣，分陰陽之用，即萬物無由得生化成長。故神無元氣即不靈，道無元氣即不生，元氣無陰陽即不形。形須有氣，氣須有陰陽，陰陽須有精，精須有神，神須有道，道須有術，術須有法，法須有心，心須有一，一須有真，真須有至，至無至虛，至清至净，至妙至明。至至相續，親親相授，授須其人，非道勿與。

人能學道，是謂真學，學諸外事，是謂淫學，亦謂邪道。夫學道謂之内學，内學則身内心之事，名三丹田三元氣。一丹三神，一氣分六氣，陽則終九，陰則終六，陽九百六，天地之極，亦人之極，至此謂之還元返本。夫云極者，元氣内藏，盡無出入之息，兼爲有竅作出入息處，亦皆並無出入之息，此名得道，謂之至無也。

《真經》曰：修煉元氣，至無出入息，是落籍逃丁之士，不爲太陰所管，三官不録，萬靈潛衛矣。

夫稱混元者，氣也。周天之物，名之混元。混元之氣者，本由風也。風力最大，能載持天地三才五行，天地三才五行，不能大其風，風氣俱同一體，而能開花拆柳，結實成果，莫不由

其四氣八風也。

夫修心是三一之根，煉氣是榮道之樹，有心有氣，如留樹留根。根即心也，存心即存氣，存氣即存一。一即道也，存道即總存三萬六千神，而總息萬機。總息萬機，即無不爲，而無不爲，即至丹見矣。服至丹者，與天地齊年。

何謂至丹？：至丹即丹田真神，真一帝君存身爲主，衆神存體，元氣不散，意絶淫蕩，氣遵稟其神，禁束其故氣，至無出入之息，能胎息者，命無傾矣。謂形留氣住，神運自然。

羅公遠《三岑歌》云：樹衰培土，陽衰氣補，含育元氣，慎莫失度。注云：無情莫若木，木至衰朽，即塵土培之，尚得再榮。又見以嫩枝接續老樹，亦得長生，却爲芳嫩。用意推理，陽衰氣補，固亦宜爾。衰陽以元氣補而不失，取其元氣津液返於身中，即顔復童矣。何况純全正氣未散，元和純一，遇之修煉，其功百倍！故學道切忌自己元氣流奔也。

真人云：夫修煉常須去鼻孔中毛，宣降五臟六腑穀滓穢濁，洗漱口齒，沐浴身體，誠過分酒，忌非適色。遇飲食先捧獻明堂前，心存祭祀三丹田、九一帝真、三萬六千神君。恒一其意，專調和神氣，本末來去，常令息勻，如此堅守，精氣得固，即學節氣。節氣時先閉口，默察外息從鼻中入，以意預料入息三分，而節其一分令住，入訖，即料出息三分，而節其一分，凡出入各節一分，如此不得斷絶。夫節氣之妙，要自己意中與鼻相共一則節之，其氣乃便自止，驚氣之出入，人不節之，其氣乃亦自專出入，若解節之，即不敢自專出入，是謂節之由人不由氣也。

夫氣與神，復以道爲主，道由心，心由意，即知意爲道主，意亦可謂之神也。大約神使其氣，以意爲妙，鼻失出口，亦勞閉之，舌柱齒，覺小悶，悶即微微放之，三分留一，却復閉之。如上所説，當節氣令耳無聞，目無見，心無思，周而復始調習之。氣未調和，常放少許出，意度氣和，即如法節之。若意能一日節之，然如常息者，其氣即永固，不假放節，但勤用功，即氣自永息，不從口鼻出入，一一自然從皮膚毛孔流散，如風雲在山澤天地，自然自在。

《仙經》云：元氣調伏，常常服之，不絶不竭，自不從口鼻出。修煉百日已來，耳目自然不聞見也。修煉之人，切不得亂食。凡味即令元氣奔突，又不能清净其心。不依教法，唯貪財色，嗜慾妒嫉，恣食辛穢，懷毒抱惡，不敬仙法，但務偷竊，違負背逆爲凶者，三官書過，北陰召魂，未死之間，精神亡失，忘前忘後，如騃如痴，醉亂昏迷，横遭殃禍，延於九祖，形謝九泉，此蓋失道，負神明矣。

真人曰：夫道者，無義而無恩。子不見《陰符經》云：天之無恩而大恩生，天之至私，用之至公，禽之制在氣，生者死之根，死者生之根，恩生於害，害生於恩。故天與道，不私於人，乃萬物而言恩，人與萬物自有感仰之心，歸恩於天道，不恃其功，至公至私，與物不懷其曲直，洪纖一體，貴賤同途，棄愛惜於坦然，絶去留於用意，是以順天時者見生，逆天意者見殺。殺非以私，生非以公，但隨人物逆順，自然而致其生殺也，故曰無義而無恩。夫道可及者，雖仇讎而必化；道不可及者，雖父母而終不可言。蓋夙分有無，一一出於天籍，且非一夕一朝而得偶會。生所化者曰死，死所化者曰生，生死之根，反復爲常。蓋善於生者，不爲

死之行；不善於生者，爲死之行。得死之行爲其死，爲生之行得其生。故得生者，莫不由於氣，氣所以能化於生；化於死則死。故曰禽之制在氣者，唯以氣感，不以力爲。氣感自於虛無，而能制於萬有，至於天地日月、星宿雲雷，並賴氣之所轉運，使不失墜落。巍巍乎，蕩蕩乎，無始終，安其所動，樂其所静，是謂道氣自然。若以身之禽制在氣者，實由乎心，不能禽制者，亦心也。

夫居於塵世，唯利與名，於中能不諂不偷，無賊無害，於物不傷和氣，每懷亭育之心，斯近仁焉。不貪不争，無是無非，斯亦近乎道焉。非内非外，寶而持之，自有陰靈書其福祐，灾害遠去，禍横難侵，自感上天下察，益筭延齡，大道之元，玆爲始也。夫惠及人物曰恩，侵毁人物曰害，行恩則福生，行害則禍至。莫忌對鏡求象，從感生疑，罔類之中，狂痴之鬼，亂則難寧六寸，傾動百神，斯須之間，本則亡矣，誡深誡之。元氣有六寸，内三寸，外三寸。人能保一寸，延三十年壽。若保固六寸，則萬神備體，自然永保長生。失一寸，減三十年之壽。

《元氣訣》云：天地自傾，我命自然。黄帝求玄珠，使離婁不獲，罔象乃獲者，玄珠氣也，離婁目，罔象心也。元無者，道體虛無自然，乃無爲也。無爲者，乃心不動也。不動也者，内心不起，外境不入，内外安静，則神定氣和，神定氣和，則元氣自至，元氣自至，則五臟通潤，五臟通潤，則百脉流行，百脉流行，則津液上應，而不思五味飢渴，永絶三田，道成則體滿藏實，童顔長春矣。

夫元氣修煉，氣化爲血，血化爲髓，一年易氣，二年易血，三年易脉，四年易肉，五年易

髓，六年易筋，七年易骨，八年易髮，九年易形，從此延數萬歲，名曰仙人。九年是煉氣爲形，名曰真人。又煉形爲氣，氣煉爲神，名曰至人。

《仙經》云：神常愛人，人不愛神。神常愛者，藉身以養靈也。人若造凶作惡，即陷壞身，身既毁敗，神乃去人，神去人死，得不驚哉！所謂不知常，妄作凶也。黄帝求道於皇人，皇人問所得者，凡一千二百事，乃謂曰：子所得皆末事也。又曰：子欲長生，三一當明。夫三一者，乃上皇黄籙之首篇也，能知之者，萬禍不干。

夫長生之術，莫過乎服元氣，胎息内固，靈液金丹之上藥，所以禽蟲蟄藏，以不食而全，蓋是息待其元氣也。節氣功成，即學嚥氣，但合口作意，微力如嚥食一般。嚥液嚥氣，皆如嚥食，存想入腎入命門穴，循脊流上溯入腦宫，又溉臍下至五星。五臟相逢，内外相應，各各有元氣管係連帶，若論元氣流行，無處不到。若一身内外疾病之處，以意存金、木、水、火、土五色，相克相生，以意注之，無不立愈。又有妙訣，雖云呵、呬、呼、吹、嘘、唏一六之氣，不及冷、暖二氣以愈百病。夫節氣從容稍久，含氣候暖而嚥之，謂之暖氣，可愈虛冷；若纔節氣，氣滿便嚥，謂之冷氣，可愈虛熱。臨時皆以意度而行。又或有病，但以呵呵十至三十，知其應驗，酒毒、食毒俱從呵氣並出。若人能專心服元氣，更須專念於一，存而祝之，可與日月同明矣。

夫天得一以清，天即泥丸，有雙田宫、紫宫，亦曰腦宫。宫有三焉，丹田、洞房、明堂，乃上三一神所居也。其名赤子、帝卿、元先，常存念之，即耳聰目明，鼻通腦實矣。地得一以

寧，地即臍中氣海，亦有丹田、洞房、明堂三宮，下三一神所居也，其名嬰兒、元陽、谷玄，存念之永久，即口不乏津，腹實心寂，不亂不惑，自通神靈矣。神得一以靈，即心主於神，心爲帝王，主神氣變化，感應從心，非有非無，非空非色，從粗入細，從凡入聖，心爲絳宮，亦有丹田、洞房、明堂三宮，三一神所居也，其名真人、子丹、光堅，存念不絶，即帝一不離身心，身心安寧，遇白刃來逼，但當念一，一來救人，必得免難，道不虛言。其三丹曰，其神九人，皆身長三寸，並衣朱衣、朱冠幘、朱履，坐金牀玉榻，機桉金爐，常依形象存而念之。一云男即一神，長九分，女長六分，其兩存注之。夫元命者，元氣也。有身之命，非氣不生，以道固其元，以術固其命，即身形神氣永長存矣。我命之神，即三丹田之三一神也。其形影精光氣色，凡三萬六千神，皆臣於帝一。一分二，謂陽氣化爲元龍，陰氣化爲玉女。訣云：氣之所在，神隨所生，神在氣即還，神去氣即散。若能存念其神，以守元氣，氣亦成神，神亦成氣。修之至此，氣合則爲影精光氣色，氣散則爲雲霧風雨。出即爲亂，入即爲真，上結三元，下結萬物，靜用爲我身，動用爲我神。形神感應，在乎運用；神氣變化，在乎存念。《三元經》云：上元神名曰元，中元神名還丹，下元神名子安，亦須如三一九神，專存念之。凡出入行住坐起，所遇皆然，精意專念，玄之又玄，道之極祕矣。

（《雲笈七籤》）

（二）服外氣法

服氣法

夫氣者，胎之元也，形之本也。胎既誕矣，而元精已散，形既動矣，而本質漸弊。是故須納氣以凝精，保氣以煉形。精滿而神全，形休而命延。元本充實，可以固存耳。觀夫萬物，未有有氣而無形者，未有有形而無氣者。攝生之子，可不專氣而致柔乎！

右太清行氣符，欲服氣斷穀先書向王吞之。七日吞一，三七日止。合符三枚，皆燒香左右。凡欲服氣者，皆宜先療身疹疾，使臟腑宣通，肢體安和，縱無舊疹，亦須服藥去痰飲。量體冷熱，服一兩劑瀉蕩，以通泄腸胃，去其積滯。吐瀉方在後，將息平復，訖，乃清齋百日，敦潔操志，其間所食，漸去酸鹹，減絶滋味。得服茯苓，蒸曝胡麻等藥，預斷穀尤佳。服氣之始，亦不得頓絶其藥食，宜日日減藥食，漸漸加氣液。知氣候流通，體臟安穩，乃可絶諸藥食。仍須兼膏餌，勿食堅澀、滓滯、冷滑之物。冬自覺腸胃虛全，無復飢渴。消息進退，皆以意自量，不可具於此述。宜於春秋二時，月初三日後八日前，其取一吉日爲始，先服太清行氣符，計至其日，令吞三符訖，靜密之室，室東得早朝景爲佳。於東壁開一窗，令日中光正對卧面。此室之東，勿令他障隔。以子時之後，先解髮梳頭數百下，便散髮於後矣。初服須如此，久後亦不須散髮也。燒香，勿用薰陸香也。東身正坐，澄心定思，叩齒導引。其法具後篇。又安坐定息，乃西首而卧。本經皆云東首，然面則向西，於存思吸引殊爲不便。牀須厚暖，所覆適寒温自得，稍暖爲佳。腰脚已下尤宜暖，其枕宜令低下與背高下平，使頭頸順身平直。解身中衣帶，令闊，展兩手，離身三寸，仍握固展

兩脚，相去五六寸。且徐吐氣息，令調。然後想之，東方初曜之氣，共日光合丹紫流暉，引此景而來至於面前，乃以鼻先捩鼻孔中毛，每初以兩手大指下掌按鼻左右上下，動之十數過，令通暢。微引吸而噓之。久久乃不須引吸，但存氣而噓之，其氣自入此便爲妙。噓之三，乃入肺中，小開唇，徐徐吐氣。人氣有緩急，宜自任性調息，必不得頓引至極，則氣麤麤，則致損。又引噓之三，若氣息長，加至五六，噓得七尤佳。如此以覺肺開大滿爲度，且停噓，乃閉氣，存肺中之氣。隨兩肩入臂至手，握中入存，下入於胃，至兩腎中，隨髀至兩脚心中，覺皮肉間習習如蟲行爲度。訖，任微喘息，少時待喘息調，依法引噓，導送之，覺手足温和調暢爲度。諸服氣方，直存入腹，不先向四肢，故致四肢逆冷，五臟壅滯，是以必須先入四肢，然後入腹，其氣自然流宣。此後不復須存在肺，直引氣入大腸小腸中，鳴轉通流臍下爲度。應如此，以腸中飽滿乃止。則竪兩膝，急握固，閉氣鼓腹九度，就鼓中仍存其氣，散入諸體，閉欲極，徐徐吐之。慎勿長苦氣急，稍稍並引而吐之，若覺腹中闊些，極則止，如腹猶滿急，更閉氣鼓之，訖，舒脚以手摩面，將胸心而下，數十度，并摩腹繞臍手數十度，展脚趾向上，反偃數度，乃放手縱體，忘心遺形。良久，待氣息關節調平。訖，乃起，若有汗，以粉摩拭頭面頸項，平坐，稍動摇關節，體和如常，可起動。其中隨時消息，觸類多方，既不云去煩述，善宜以意調適之。

凡服氣所以必令停於肺上，入於胃，至於腎者何？臟，氣之本也。諸氣屬於肺，天氣通於肺。又肺者，臟之長也，爲諸臟之華蓋，呼吸之津源，爲傳送之官，治節出焉。又魄門爲五臟使，爲四臟之主，通於十二經脉。周而復始，故爲五臟使也。故令氣停於肺，而後流行焉。

胃者，五臟六腑之海，水穀皆入於胃，六腑之大主也；五臟六腑皆禀於胃，五味入胃，各赴其家，以養五氣。是以五臟六腑之氣，皆出於胃，變見於氣口故也。腎者，生氣之源，五臟六腑之本，十二經脉之根。左爲正腎，右爲命門。故令氣致於腎，以益其精液。天食人以五氣，地食人以五味，五氣入於鼻，藏於心肺，五味入於口，藏於腸胃。味有所藏，以五氣和而生。津液氣液相感，神乃自生。五味豈獨其穀，而五氣中自有其味，又兼之以藥，藥之五味，尤勝其穀也。此雖只論肺腎，其氣亦自然流通諸臟，故曰呼出心與肺，吸入腎與肝，呼吸之間，脾受其味也。呼吸之理及神氣之要。故太上問曰：人命在幾關？或對曰：在呼吸之間。太上曰：善哉！可謂爲道矣。

凡服氣皆取丑後午前者，鷄鳴至平旦，天之陰，陰中之陽也；平旦至日中，天之陽，陽中陽也；日中至黄昏，天之陽，陽中陰也，黄昏至鷄鳴，天之陰，陰中之陰也。人亦如是。又春氣行於經絡，夏氣行於肌肉，秋氣行於皮膚，冬氣行於骨髓。又正月二月，天氣正方，地氣始發，人氣在肝。三月四月，天氣正方，地氣定發，人氣在脾。五月六月，天氣盛，地氣高，人氣在頭。七月八月，陰氣始煞，人氣在肺。九月十月，陰氣始冰，地氣始閉，人氣在心。十一月十二月，冰氣復，地氣合，人氣在腎。至四時之月，宜各依氣之所行，兼存而爲之。

凡服氣，皆取天景明澄之時爲佳，若當風雨晦霧之時，皆不可引吸外氣，但入密室閉服納氣，加以諸藥也。

凡服氣斷穀者，一旬之時，精氣弱微，顔色萎黄。二旬之時，動作瞑眩，肢節酸疼，大便苦難，小便赤黄，或時下痢，前剛後溏。三旬之時，身體消瘦，重難以行。已前羸弱之候，是專氣初服所

致，若以諸藥則不至於此也。四旬之時，顔色漸悦，心志安康。五旬之時，五臟調和，精氣内養。六旬之時，體復如故，機關調暢。七旬之時，心惡喧煩，志願高翔。八旬之時，恬淡寂寞，信明術方。九旬之時，榮華潤澤，聲音洪彰。十旬之時，正氣皆至，其效極昌。修之不止，年命延長。三年之後，瘢痕滅除，顔色有光。六年髓填，腸化爲筋，預知存亡。經歷九年，役鬼使神，玉女侍傍，腦實脅骿，不可復傷，號曰真人也。

服真五芽法

夫形之所全者，本於臟腑也。神之所安者，質於精氣也。雖禀形於五神，已具其象，而體衰氣耗，乃致凋敗。故須納雲牙而溉液，吸霞景以孕靈。榮衛保其貞和，容貌駐其朽謝，加以久習成妙，積感通神，與五老而齊升，并九真而列位。經文所載，以示津途，修學所導，自宜詳覈。

每以清旦密咒曰：經文不言面向，當宜各向其方，平坐握固閉目，叩齒三通，而咒中央向四維。

東方青芽，服食青芽，飲以朝華。祝訖，舌料上齒表，舐唇漱口，滿而嚥之三。

南方朱丹，服食朱丹，飲以丹池。祝訖，舌料下齒表，舐唇漱口，滿而嚥之三。

中央戊己昂，昂，太山服食精氣，飲以醴泉。祝訖，舌料上玄膺，取玉水舐唇漱口，滿而嚥之三。

西方明石，服食明石，飲以靈液。祝訖，舌料上齒内，舐唇漱口，滿而嚥之三。

北方玄滋，服食玄滋，飲以玉飴。祝訖，舌料齒下内，舐唇漱口，滿而嚥之三。

都數已畢，納氣極而徐徐放之，令五過，以上真道畢矣。意調諸方，亦宜納氣各依其數，即東方九，南方三，中央十二，西方七，北方五。又先師益中央醴泉，祝曰：白石巖巖，次行源涌，洞以玉漿，飲之長生，壽命益長。

此是《靈寶五符經》中法，《上清經》中别有四極雲芽之法。其道密秘，不可輕言。凡服氣皆先行五芽以通五臟，然後依常法又佳。東方青色，入通於肝，開竅於目，在形爲脉。南方赤色，入通於心，開竅於舌，在形爲血。中央黄色，入通於脾，開竅於口，在形爲肉。西方白色，入通於肺，開竅於鼻，在形爲皮。北方黑色，入通於腎，開竅於二陰，在形爲骨。又肺爲五臟之華蓋第一，肺居心上，對胸，有六葉，色如縞映紅，肺脉出於少陽。在手大指之端内側，去爪甲二分許，陷者之中。心居肺下肝上，對鳩尾下一寸。色如縞映絳，心脉出於中衝。在手中指之端，去爪甲二分許，陷者之中。肝在心下小近後。右四葉，左三葉，色如縞映紺，肝脉出於大敦。在足大指端，乃三毛之中。脾正掩臍上，近前横覆胃，色如縞映紫，脾脉出於隱白。在足大指端側，去爪甲角如韭葉。左腎右腎前對臍，博著腰脊。色如縞映紫，左爲正腎，以配五臟。右爲命門，男以藏精，女以繫胞。腎脉出爲涌泉。在足心陷者之中。凡服五芽之氣者，皆宜思入其藏，使其液宣通，各依所主，既可以周流形體，亦可以攻療疾病。令服青芽者，思氣入肝中，見青氣氲氲，青液融融分明，良久乃見足大敦之氣，修服而至，會於脉中，流散諸脉，上通於目然。次服諸方，仍宜以丑後澡漱冠服，入别室焚香，坐向其方，静慮澄心，注想而爲之。

服六戊氣法

氣旦先從甲子旬，起向辰地，舌料上下齒，取津液，周旋三至而一嚥，止。次向寅，次向子，次向戌，次向申，次向午。

又法起甲子日，竟一旬，常向戊辰嚥氣，甲戌日則向戊寅，餘旬依此爲之，此六戊法亦是一家之義，以戊氣入於脾，爲食稟之本固也。此直不飢，若通益諸體，則不逮餘法矣。

服三五七九氣法

徐徐以鼻微引氣，納之三，以口一吐死氣，久久便三氣。次後引五氣，以口一吐死氣，久久便五氣。次引七氣，以口一吐死氣，久久便七氣。次引九氣，以口一吐死氣，久久便九氣。因三五七九而并引之以鼻，二十四氣納之，以口一吐死氣，久久便二十四氣。嚥逆報之，報之法，因從九數下到三，復順引之嚥可九九八十一嚥氣，而一吐之以爲節也。此法以入氣多吐氣少爲妙。若不作此限數，漸增入則闕於常數耳。死氣者，是四時五行休死之氣，存而吐之，自餘節度，仍依常法。

養五臟五行氣法

春以六丙之日，時加巳，食氣百二十助於心，令心勝肺，無令肺傷肝，此養肝之義也。

夏以六戊之日，時加未，食氣百二十以助脾，令脾勝腎，不傷於心也。

季夏以六庚之日，時加申，食氣百二十以助肺，令肺勝肝，不傷於脾也。

秋以六壬之日，時加亥，食氣百二十以助腎，令腎勝心，不傷於肺也。

冬以六甲之日，時加寅，食氣百二十以助肝，令肝勝脾，不傷於腎也。

右此法是五行食氣之要，明時各有九。凡一千八十食氣，各以養臟，周而復始，不相尅，精心爲之。此法是一家之義，所在五臟，事事具在五芽論中。

（《服氣精義論》）

六陽時法

夜半子時，服九九八十一。

平旦寅時，服八八六十四。

食時辰時，服七七四十九。

正中午時，服六六三十六。

晡時申時，服五五二十五。

黃昏戌時，服四四一十六。

夫服氣，舌須玄，玄須依門户出入。鼻爲天門，服氣魂魄歸天門；口爲地户，服氣魂魄歸地户。《黃庭經》曰：百穀之實土地精，五味外美邪魔腥。玉池清水灌靈根，子能修之補命門。欲獲長生，從鼻入口出，即爲順氣，修依此，真心不輟，下却三尸，舍榮去愛，日漸成功，然始近道。

凡真人本性幽閑，用心清雅，發言合道，心行無瑕，漱嚥靈津，腹中百味自足，通三焦，理正氣，氣自周遍，大通五臟，骨髓堅溢。

夫道爲萬氣之主，道者，氣也。氣爲精門，人若守精，如屋有人，其量百世；人若無精，如屋無人，禍及其世。氣者，保於精，精者，氣也。精氣兩全，是曰真人。人有三丹田：上丹田泥丸腦，赤帝子卿，字元先；中丹田心，真人光堅，字子丹；下丹田嬰兒谷玄，字元陽子，氣精門也。三宮各有三神，神舒氣漏，氣漏精泄，精泄即神喪。精者妙物，真人長生根。長生根者，氣之位。精全氣全，精泄氣泄。唯精與氣，須保全真。先賢至道，愛氣保精而能長生。

夫色動於情，制不自由，安能固哉！此一傾危，如山崩海竭。山者，氣之寶，寶者，腎也，腎爲命根，根無精則葉痿，葉痿則枝朽，枝朽則身枯矣！思慾再生，焉能救也。

凡入氣爲陰，出氣爲陽，此二者服日月精華。氣者，虛無；虛無者，自然無爲；無爲者，心不動也。外無求，內自然安靜，安靜則神定，神定即氣和，氣和即元氣自至，元氣自至即五臟滋潤，五臟滋潤即百脉通流，百脉通流即津液上應，津液上應即不思五味，無飢渴，延年臟却老。氣化爲血，血化爲髓，一年易氣，二年易血，三年易脉，四年易肉，五年易髓，六年易筋，七年易骨，八年易髮，九年易形爲真人。煉九還已通，神仙玄妙，不可具載。

上清氣秘法

東方青芽，青芽者，肝。服食青芽，飲以朝華。朝華，上齒根也。以舌表舐唇，漱而嚥之，南方朱丹，朱丹者，心。服食朱丹，飲以丹池，丹池者，下齒根。以舌表攬齒根，漱而嚥之。西方明石，明石者，肺。服食明石，飲以靈液，靈液者，唇裏津。以舌攬齒七匝，漱而嚥之。北方玄滋，玄滋者，腎。服食玄滋，飲以玉飴，玉飴者，舌。以鼻導引元氣，入口呼吸而嚥之。中央戊己，昂昂太山，太山者，守精也。服食精氣，飲以醴泉，醴泉在齒根玄膺前，華池在舌本下，一名玉英，又名金梁，已上漱而嚥之，各三通也。凡服氣法：常以夜半子時寅時起，正衣冠，以金梁叩玉英，調華池，漱醴泉及靈液，縮鼻還之，上至頭，下引入口中，變爲玉泉，引氣至於舌根，嚥而送之，令喉中鳴，腹中鳴，引氣入丹田，如兒生能啼，謂長生根也。飢食自然氣，渴飲華池漿，使長飽也。

（《太上養生胎息氣經》）

服五方靈氣法

真人存用五氣法，先當勿食葷血之物，勿履淹污，絶除慾念，檢身口意，三業清浄，别造一室，沐浴盛潔，以立春日鷄鳴時，面月建寅方，平旦坐，調氣瞑目，叩齒三十六通，叩齒欲深而微緩，漱嚥津液，瞀目，左右各三，握固，臨目，都忘萬慮，放乎太空，無起無絶。良久覺身中通暖，當摇動肢體，任吐濁氣。即又調息，當抱守氣海，朝太淵北極丹田真宮，稍用力，深滿其太淵，則覺百關氣歸朝其內也。如此數過，復冥心太空，若東方洞然，無有隔礙，徐鼻引氣使極，存見五臟，覺東方青帝真氣從肝中周迴，內外一體，念身中三萬六千神，與青帝真氣合。又調息嚥液。良久，起立，再拜，事竟。如此，日日勿闕，至驚蟄面卯也，盡卯節。至清明日面辰，存黄氣，從脾中周迴，內外洞徹也。至立夏日面巳，存赤氣，從心中周迴，內外也，芒種日面午也。小暑面未，存黄氣，從脾中周迴內外也。至立秋日面申，存白氣，從肺中出，周迴內外也，至白露日面酉、至寒露面戌，存黄氣，從脾中出周迴內外也。至立冬日面亥，存黑氣，從腎中出周迴內外也。至大雪面子、至小寒日面丑，存黄氣，從脾中出周迴內外

也。此一周年，五氣備全矣。其存想調息次第法，用如初説，瞢目叩齒亦如初數，不須等級可也。至明年立春，重習三日，或五日、七日、九日，如去年次第爲用，以朝其氣也。其氣由心應手，當把覽三才五行，萬靈之目也。

十二月服氣法

正月：朝食陽氣一百六十，暮食陰氣二百。

二月：朝食陽氣一百八十，暮食陰氣一百八十。

三月：朝食陽氣二百，暮食陰氣一百六十。

四月：朝食陽氣二百二十，暮食陰氣一百四十。

五月：朝食陽氣二百四十，暮食陰氣一百二十。

六月：朝食陽氣二百二十，暮食陰氣一百四十。

七月：朝食陽氣二百，暮食陰氣一百六十。

八月：朝食陽氣一百八十，暮食陰氣一百八十。

九月：朝食陽氣一百六十，暮食陰氣二百。

十月：朝食陽氣一百四十，暮食陰氣二百二十。

十一月：朝食陽氣一百二十，暮食陰氣二百四十。

十二月：朝食陽氣一百四十，暮食陰氣二百二十。

夫陽氣者，鼻取之氣也；陰氣者，口取之氣也。此二氣，十二月中日日旦暮能不絶者，周天一竟，又一周天足，則與天同齡矣。

服三氣法

《華陽諸洞記》云：范幼冲，遼西人也。受胎光易形之道，今來在此，常服三氣。三氣之法：常存青白赤三氣如綖，從東方日下來直入口中，挹之九十過，自飽便止。服之十年，身中自生三色光氣，遂得神仙。此是高上元君太素内景法，旦旦爲之，臨目施行，視日益佳，其法鮮而其事驗。

服日月芒法

常存心中有日象，大如錢，在心中，赤色。又存日有九芒，從心中出喉至齒間，而芒迴還胃中。如此良久，臨目存自見心胃中分明，乃吐氣、漱液，服液三十九過，止。一日三爲之，行之十八年，得道，行日中無影。恒存日在心中，月在泥丸宫。夜服月華如服日法，存月十芒，白色從腦中下入喉，芒亦未出齒而迴入胃。

服日月氣法

服日氣之法，以平旦採日華，以夜半存之，去面前九寸，令方景照我泥丸，下及五臟，洞徹一形。引氣入口，光色慰明。良久乃畢，則常得長生矣。

又法

夜半生氣時，若鷄鳴時，正卧閉目，存左目中出日，右目中出月，並徑九寸，在兩耳之上。兩耳之上名爲六合高窗也。令日月使照一身，內徹泥丸，下照五臟腸胃之中，皆覺見了

了，洞徹內外；令一身與日月光合。良久畢，叩齒九通，嚥液九過，乃微祝曰：太上玄一，九皇吐精，三五七變，洞觀幽冥；日月垂光，下徹神庭；使照六合，太一黃寧；帝君命簡，金書不傾，五老奉符，天地同誠；使我不死，以致真靈；却遏萬邪，禍害滅平；上朝天皇，還老反嬰；太帝有制，百神敬聽。畢，乃開目，名爲日月鍊根，三元校魂，以制御形神，辟諸鬼氣之來侵，使兆長生不死，多存之矣。

又法

又存左目爲日，右目爲月，共合神庭之中，却上入於明堂，化生黃英之體，下流口中九嚥之，以哺太一，常以生氣時存之。畢，微祝曰：日月上精，黃水月華，太一來飲，神光高羅；使我長生，天地同柯。畢，五日一行之。口中舌上爲神庭。存日月既畢，因動舌，覺有黃泉如紫金色，從舌上出，上流却入明堂，爲黃英之體也。存思之時，常閉目施念。

服日月法

太一常以甲午、丙午、戊午日月出時，下遊絳宮，合形真人及兆身。絳宮真人者，處心中之丹田，中元真人居其心中也。先存思真人忽然與太一合形，又存我入絳宮中，忽然復與太一合形。於是絳宮之中，惟覺有太一之身，身形象服如兆體也。但令形細眇然，似初生孩子之狀。又存兩鼻孔下左有日，右有月。日中有黃精赤氣，月中有赤精黃氣。精者，二明之質；色氣者，日月之煙也。二氣鬱鬱來入絳宮，絳宮溢滿二氣，復上入洞房中，洞房中鬱滿，又下至黃庭中。黃庭中者，臍下三寸，下丹田宮中也。二氣既滿，又入填溢太倉中。二氣洞徹，鬱

鬱積胃脘中。存太一上行正當胃脘中，南向呼召下元丹田黃庭真人，衣黃衣，巾黃巾，與太一共坐飲食精氣，二十七嚥。良久畢，存黃庭真人，咒曰：日月之華，黃赤二精，圓光合氣，上發大明。三元飲食，太一受靈。又存太一與中元真人還入絳宮，黃庭真人還下丹田，太一與我合形，還六合宮。

服霧法

常以平旦，於寢靜之中，坐卧任己，先閉目內視，仿佛如見五臟。畢，因口呼出氣二十四過，臨目爲之。使目見五色之氣相繞纏，在面上鬱然，因又口納此五色氣五十過。畢，嚥唾六十過。乃微祝曰：太霞發暉，靈霞四遷，結氣宛屈，五色洞天，神煙合啓，金石華真，藹鬱紫空，煉形保全。出景藏幽，五靈化分，合明扇虛，時乘六雲，和攝我身，上昇九天。畢，又叩齒七通，嚥液七過，乃開目，事訖。此道神妙。又神洲玄都，多有得此術者，爾可行此法耶，久行之，常乘雲霧而遊。

（《雲笈七籤》）

〔三〕服內氣法

張果先生服氣法

每日常偃卧，攝心絕想，閉氣握固，鼻引口吐，無令耳聞，唯是細微，滿即閉之，使足心汗出，一至二，數至百已上，悶極微引少氣，還閉，熱呵冷吹，能至一二千即不用糧食，不須藥物。時飲一兩盞好酒或新水通腸耳。數至五千則隨處出入有功，當自知也。則可入水卧

矣。夫服食養生，貴其有常，真氣既降，方有通感。豈有縱心嗜慾，而望靈仙羽化？無此事也。且仙人功行未滿尚不可致，而況凡俗乎？但信老人謹勤行之，則當自知。凡氣不通，冷熱遲疾耳！審調之，以通和爲妙也。

鸞法師服氣法

初寬大座，伸兩手置膝上，解衣帶，放縱肢體，念法性平等，生死不二。經半食頃，即閉目舉舌奉腭，徐徐長吐氣，一息二息，傍人聞氣出入聲，初麤漸細。十餘息後，乃得自聞聲。凡覺有痛癢處，便想從中而出，但覺有異，漸漸長吐氣，從細至麤，十息後還如初。或問曰：初調氣，何意從麤而漸細？將罷，何意從細而入麤？鸞答曰：凡行動視眄，飲食言語，是麤也。桑榆子曰：凡修氣學者，未服及服罷，於飲食言語蓋常事也。鸞公欲使兩相接會，不令其首陡異也。凡睡寤後，復如前繫念，如虎銜子，莫急莫緩，不問寒温，室中先净所住，使心不亂，静其腠耳。又曰：四大不調，何以察之？當於唇口察之，冷爲風增，熱爲火增，澀爲地增，滑爲水增；不冷不熱，不澀不滑爲調和。又聲爲風增，動爲喘增，癢爲熱增，涎爲水增，不聲不動，不癢不涎爲調和。又心煩爲熱結，意亂爲風結，憂悸爲喘結，志蕩爲水結，不煩不亂，不悸不蕩爲調和。四大不調有二：或外或內，寒熱飢虛，飽飫疲勞爲外起；名利喜怒，聲色滋味，念慮爲內起。凡氣節量，一任自然，綿綿若存，用之不勤而已。但能不以生爲生，乃賢於養生也。桑榆子曰：諸經皆言吐納不欲自聞其聲，而鸞啓言吐麤而漸細，後細而漸麤，始甚疑之，及睹下文云，一任自然，則知關麤細之漸行，是爲最下乘者，設不欲使之與自然争力也。然必以微細自不聞聲爲上，從細微而至無息即胎息之理盡矣。恐學者功至之後，猶拘牽文字，著於麤細先後之間，返與自然爲敵，良可哀也。如此，人焉得不爲之明辯矣？

李奉時山人服氣法

每欲服氣，如嬰兒吮乳，氣息似悶，即噓之，依前吮噓，大悶即放令口出，甚須微細。每噓使心送之至臍下，有病亦使心送至病處。當服之時，第一須閉目專意，握固安定神氣，然後爲之先須導引，令四體舒緩，然後爲之。卧服勿枕，舒手足，安定如病重，氣甚悶，頻蹙上至極，仍更握固，噓氣又噓一氣，氣正聲從耳中出，即得矣。秘之！秘之！此爲內氣，無問早晚晴明陰晦，須服即服。大都得晴明時大精，若服外氣即有生死氣。知之，十年服之，五日不服，即無益矣。每日五更午時服第一服了，須攝煉，兼以手按之，勿令心腹下硬。

蒙山賢者服氣法

側卧，右脅著牀，微縮兩足，并著頭向南面東，兩手握固，傍其頤，閉取內氣，極力開喉噓之，如此七噓一吐氣，病時服氣，一噓兩噓一吐。功成，然後一七噓，二七噓一吐氣，可也。又調息令出入氣匀，準前又噓，都四十九噓，然復起坐煉之。竪膝座，兩手相叉抱膝，閉氣鼓腹二七或三七，氣滿即吐，更調息，特不得令喘麤，調訖又閉氣，或二七三七一吐氣，使腹調適乃休。或汗出，頭足皆熱，此氣遍也。即常飽滿，三關百節宣通暢適，行之十年登仙，老有少容。

夫《舊經》皆存想，恐爲勞煩，却使心意難行，服氣本於胎息，但無思念，自合元化之功，久久行之，當自知其妙矣。僕游蒙山，遇此賢者，年可五十已下，其精神清明，頗異於俗。因問，云：貞觀已前游此山，不道姓名，自稱老夫。僕遂慇勤拜之，蒙授此訣，行之頗甚弘益。

妙哉！妙哉！

凡欲得不死，腸中無屎音滓，欲得長生，五臟精明。故《黃庭》云：何不食氣太和精，故能不死入黃寧。《陰符》云：積火可以焚五毒。五毒則五味，五味盡可以長生。西王母謂武帝曰：能益能易，名上仙籍。不益不易，不離死厄。所謂益易者，能益精易形也。常能愛精握固，閉氣吞液，則氣化爲血，血化爲精，精化爲液，液化爲骨，行之不倦，精神充滿。爲之，一年易氣，二年易骸，一本爲易血也。三年易血，一本爲易脉。四年易肉，五年易筋，一云易髓。六年易髓，七年易骨，八年易髮，九年易形，十年道成，位居真人。變化自由，即靈官玉女而侍焉。

王說山人服氣新訣

子夏曰：食氣者神明而壽。《黃庭》云：玉池清水灌靈根，審能修之可長存。釋氏止觀，其有用氣療疾法，是知氣之與液，遞相通潤也。古經法皆有時節行之，今議食氣，不復以時節也。液則時時助氣，使調滑也。所論食氣，皆內氣也，嚥之代食耳。液者，嚥之代漿耳。上食新氣，下泄舊氣，使推陳而納新也。嚥氣不必飽滿，下泄不必常出，但得無臭，即自平定。嚥氣不必常嚥，但氣清則腹內自平。夫然不須飽矣！初學之時，覺飢即食，不覺飢即止矣。若食時，常以一嚥兩嚥壓之，則食易消，食漸消，加嚥數，至食消，氣自調下。若覺腹中氣小妨，即或行或卧，東轉西側，以意想驅逐之使下。若未下，不得急性忙迫，但以意沖融之，不久自泄也。食氣時若欲上噫，但任噫出，必不得抑之也。桑榆子曰：夫功淺多噫，蓋由乍服之得真氣尚少，新氣必多，不正而多，命宮不受則宜徐徐攻之。又初服之時，所嚥者往往不到氣海，則無所歸投，返上爲噫也。若得內氣又入到氣海，自然無噫。如著功多時，忽復噫者，不是傷多，即是外氣誤入也哉。欲下出，任下出，必不得閉之，在細意自審也。消息盈虛，久而自得其妙矣！宜行步，兼小導引，引亦不得頻爲之，世間諸事，皆自細意斟酌之。有諸疾，則絕粒三數日，輕則一日兩日，更輕即絕一頓亦得。若疾在上，以意想上驅之，在下，以意想下驅之，若在四肢及左右側，并以意想驅逐之，則愈矣。大都不得閉之，若閉氣即疾生。所食物宜潤暢，寒暑皆適宜也。瘴瘧時但絕粒數日，靜居則瘥矣。

大威儀先生玄素真人用氣訣

凡用氣法，先須左右導引，令骨節開通，筋柔體弱。然後正身端坐，吐納三過，使無結滯，靜慮忘形，令氣平息。良久徐徐先以口吐濁氣，鼻引清氣，凡此六七過，此名調氣。調氣畢，即口鼻俱閉，虛含，令氣滿口，即鼓口十五過已上更佳。如嚥一大口水入腹，直以心存至氣海中，良久，更依前法嚥之，但以腹飽爲度，亦不限過數。然後虛心實腹，閉口以手左右摩腹上，令氣流行，即鼻中細細放通，息勿令喘麤，恐失中和。然後正身仰卧，四平著牀，枕高低與身平，兩手握固，展臂離身四五寸，兩脚亦相去四五寸。然後鼻中息收，即口鼻俱閉，心存氣行遍身，此名運氣。如有病，即心存氣偏注病處，如氣急，即鼻中細細放通息，口不開，候氣息平，還依前法閉之，搖動兩足指及手指并骨節，以汗出爲度。此名氣通。即徐徐收身側卧，拳兩脚，先左邊側卧，經十息，即轉右邊側卧，亦十息，此名補損。依此法服經一月，後行立坐卧時，但腹空，即鼓嚥之，不限時節。如吃飯了即吃空飯一兩口，和水嚥下，此名洗五臟，即以清水熟漱口，虛心實腹，令臟葉舒展，嚥之，令五臟不停五味氣。訖，即以口先吐濁

氣，鼻引清氣，不限多少，盡須放之。如下泄一濁氣出，還鼓煉一口和氣補之。若尋常吃餅飲茶，皆外氣入，當須入口，便合口，口既合，口中所入外氣，即於鼻中出也。鼻中却入氣，即是清氣也。常須合口吃食，不令口中有氣入，入即是死氣。凡人言語，口中氣出，必須却於鼻中入，此常行吐納也。行住坐卧，常須搖動脚指，此名常令氣得下流。常行此事，動靜念之，如節候不精，忽有外氣入腹，即覺微痛，可閉氣摩腹一百下，氣即下泄也。氣或上，必不得出，抑之使下，此名理順。忌破氣物及生冷黏膩等物，如依此法，不闕常行，九年功成，履空如履實，履水如履地。

《延陵先生集新舊服氣經》

尹真人服元氣術

夫人身中之元氣，常從口鼻而出，今制之令不出，便滿丹田，丹田滿即不飢渴，不飢渴蓋神人矣。是故人之始胎，不飲不啄。不飲不啄，故無出入息，即元氣復，元氣復即長生之道機也。所以然者，謂氣在丹田中，諸臟不隔，周流和布，無所不通，以其外不入，內不出，全元氣，守真一，是謂內真之胎息也。始生之後則飲食，飲食之後即腑臟實，腑臟實即諸臟相隔，諸臟相隔即丹田氣亡其本也。居乎臟腑之上，行乎心胸之中，數寸往來，安得長久？是以未終其分，已有枯首蹇足、槁形喪氣之患，所以至人有已見乎，故復其氣，還其本，使得延年長生者也。

夫服元氣，先須澄其心，令無思無爲，恬澹而已。故知絶粒者，乃長生之徑路；服氣者，

爲不死之妙門。深信不疑，力行無倦。經曰：綿綿若存，用之不勤。術曰：因其出息，任以自然，而出未至半，口鼻俱闔，徐徐而已，氣即上行，即舉首以聲嚥之矣。仰息左，覆息右（其注在調氣篇載），以氣送通下胃氣（又云：以意引氣，送之至胃，胃中氣轉流下方，至丹田，丹田滿即流達於四肢也。）轉下流至丹田，又從容如初嚥下。嚥下餘息，息即丹田不隔，丹田不隔即入四肢，以意運行，即流布矣。大底氣息不欲出於玄牝，但令通流，須出皆須調適，不得麤喘也。若隔氣未達丹田，雖欲强爲，終難致矣。是以初服者皆多防滿，但資少食，必在勤行，勤心行即氣自流轉，自然之功著矣。所謂飲自然以御世，朝神以入微，始乎三五，成乎七九，若斯道者，豈虚語哉！謂氣入腹中，皆三處有隔。初學之者，先覺胃中防滿，噫氣不休，但少食爲之，即覺通於生臟，後自覺到丹田，然始覺氣周行身中，身中調暢，即神明自然致矣。故須居於静處，克意行之，功業若成，所在可也。如其妄動，氣即難行。初作之時，先覆仰，凡一日一夜，限取四時。四時不虧，即氣息相接，氣息相接，即丹田實，丹田實，即任意行之，中間停歇亦得。其四時，謂寅、午、戌、子時也。用仰勢法，低枕卧，縮兩肩、兩膝，伸兩手著兩肋；用覆勢法，以腹著牀，以被撍胸，手足並伸。其仰嚥，即令氣從左下；覆嚥，令氣從右下。嚥氣之時，皆令作聲，有津液來，亦須别嚥，乃須出息氣之。若用入息，即生風隨入，不可不慎之。嚥氣中間，即别任意休息，待心喘俱定，然後乃可復爲之。初用氣時，必須安穩，坦然無事，氣則流通。若心有所拘，即窒塞不流注也。慎無疑慮，亦勿畏其敗失，亦勿慮其不成，但謀進取，勤勤之功，稍稍之效，自然至誠感神，神明自至矣。

夫服氣斷穀，不得思食，未能自静，切須捺之。若渴或熱，即煮薜荔湯，飲之即定。湯中著少生薑，或煎薑蜜湯亦得。如覺心中滿悶，即咬嚼些甘草、桂心、五味子等並妙。但服氣不失其節，即氣自盈滿，縱出入行人事，或對賓客語言談話，種種運爲，百無妨廢。及成之後，更不服氣，氣亦自足。窮神極理，妙不可言。須食即食，須休即休，復食復氣，唯意所在。每日飲少許酒引氣，切慎果子、五辛、邪蒿、葫荽、芸臺、椿等，此物深亂人氣，慎勿食之。如能至心，三七日中，可以内視五臟，歷歷在目，神清形静。行之七日，其效驗也已自知之，更須專精，二十日來不食，即腹中盡，腹中盡之後，吃一兩杯煮菜、苜蓿、芥菘、蔓菁及枸杞、葉葵等，並著少蘇油、醬、醋取味食之，勿著米、麵，所欲腹中穀氣盡耳。更四五日，除菜吃汁，又三數日後，即總停之。可三十日，即自見矣，所謂不寒不熱，不渴不飢，修行至此，世爲神人，即吾道成矣。

服元氣法

服元氣於氣海。氣海者，是受氣之初，傳形之始，當臍下三寸是也。嬰兒誕育時，惟臍帶與母胞相連，其帶空，中如管，則傳氣之所形，從此漸凝結也。人欲長生，必修其本，樹欲滋榮，必固其根。人不知根本，外求修助，萬無一成。氣海者與腎相連，屬壬癸水，水歸於海，故名氣海。氣以水爲母，水爲陰，陰不能獨生成，必以陽相配。心屬南方丙丁火，是盛陽之主，既知氣海以心守之，陽既下臨，陰即上報，是以化爲雲霧，蒸薰百骸九竅，無所不達，亦能爲津液，如甘雨以潤草木。正氣流行，他氣自匿，用久轉微，意思則久矣。初用與已成，不得同

年而語。凡氣困者，身皆有疾，沉結在内，或醫藥不能療，尤須精誠，併去外想，閉氣於氣海，以手於臍下候之，氣應之候，衝容如喘、如觸，或鳴，或痛，如掣，如物動於掌下，亦須静候之。兼以目下注，是陽氣照陰，陰氣騰上又能爲津液也。如此久久，鼻中喘息都無出入，喉覺氣海中時動用耳。初用意時，須平卧去枕，小努氣海，便得滿腹，作意勿令至心肺，至即心悶妨塞，即不能下照，下照是心守海也。良久，元氣遍身，無處不暖。每關節難通，若至腰關，尤難過之，當稍以氣閉，努之三兩間，突然便過，過後即氣常至腰踵。莊子云：息之以踵是也。已後筋骨常欲動用，每動有聲，是氣到無擁，常能如此，長生道也。竊用其道，不授口訣，反受其病。凡欲鼓腹，不在入氣是要訣。欲過腰關，當側卧縮兩脚，兼拳兩手，偃腰極努，如此，即不覺通也。不然，終成閉塞。若能常用不絶，雖在衆中密爲之，用心令熟，外事不擾，尤爲佳也。若膈上並頭面間有疾處，即上攻之，尋常即下至踵及氣海中，微微用之，息自消矣。久候液當滿口，如逆喫物，下消用之隨盡。每用氣後，必須微調息使散，若不散，他日爲瘡腫，終不爲佳。須先以意在疾處攻擊之，徐徐用意攻擊令散，疾瘥已後，即不得注令留滯，當遣通遍身，微微如霧露是其常也。收散俱歸海中。閉目爲想，開目爲存，存則不專乃著，著則氣滯。覺應則止，謂之常，覺覺而味謂之滯，候應專静謂之守，流液滿口謂之報，報與應一也。朝飲少酒，暮食少麵，不可多之。

墨子閉氣行氣法

老子曰：長生之道，唯在行氣養神，吐故納新，出玄入玄，呼吸生門，其身神不使去，人

即長生也。玄者有上下，謂鼻中、口、陰也。鼻、口、陰，亦謂之生門矣。老子曰：生不再來，故遵之以道。道者氣之寶，寶氣則得道，得道即長生矣。神者精也，寶精則神明，神明則長生。氣行之則爲道也，精存之則爲寶也。行氣名煉氣，一名長息。其法正偃卧，握固，漱口嚥之三。日行氣，鼻但納氣，口但出氣，徐縮鼻引之，且莫極滿，極滿者難還。初爲之時，入五息，已一息，可吐也。每口吐氣欲止，輒一嚥之，乃復鼻納氣，不爾者，或令頻。凡納氣則氣上昇，吐氣則氣下流，自覺周身也。行氣常以月一日盡十五日，念令氣從手十指出；十六日盡月晦，念氣從足十指出。若行之能久，自覺氣從手足通，則能閉氣不息，便長生矣。

凡欲行氣，先安其身而和其氣，無與意争，若不安和，且止，和乃爲之，常守勿倦也。氣至則形安，形安則鼻息，鼻息則調和，調和則清氣來至，清氣來至則自覺，自覺則形熱，形熱則汗出，且勿使起，則安養氣，務欲其久。當去忿怒愁憂，忿怒愁憂止則氣不亂，氣不亂則正氣來至，正氣來至則口內無唾，而鼻息微長，鼻息微長則五臟安，五臟安則氣各順其理，百病退去，飲食甘美，視聽聰明，形體輕强，可長生矣。夜半至日中爲生氣，從日中至夜半爲死氣。當以生氣時正偃卧，冥目握固，閉氣息，於心中數至二百，乃口吐出之，日增數。如此身神具，五臟安。能閉氣數至二百五十，即絳宫神守泥丸，常滿丹田；數至三百，華蓋明，目耳聰，舉身無病，邪不復干，玉女使令司命著生籍矣。

申天師服氣要訣

取半夜之後，五更已來，睡覺後，以水漱口，仰卧，伸手足，徐徐吐氣一二十度，候穀氣

消盡，心静定後，即閉氣忘情，將心在臍下丹田氣海之中，寂然不動，則嚥氣三兩度，便閉氣，使心送向丹田中，漸覺氣作聲，下入氣海中幽幽然，是氣行之候也。良久，待氣行訖，又開口吐氣徐徐，又閉口而嚥之，如是三二十度，皆依前法。覺氣飽，即冥心忘情，清息萬慮，久久習之，覺口中津液甘香，食即有味，是其候也。凡欲行此道，先須忘身忘本，守元抱一，兀然久之，澄定而入，玄妙之要，在於此也。

神仙絶穀食氣經

經曰：夫欲學道神仙食氣之法，常以春二月、三月九日、十八日、二十七日，若甲辰、乙巳、丙辰、丁巳王相成滿日，可行氣也。夫欲行氣，起精室於山林之中，隱静之處，必近甘泉東流之水，向陽之地，沐浴蘭湯，以丹書玉房爲丹田，方一寸，（玉房在下三寸是也。）精念玉房，内視中丹田，納氣致之於下丹田。又先去鼻中毛，偃卧，兩足相去五寸，兩臂去身亦五寸，瞑目握固，（握固，嬰兒之拳。）蒲蒻爲枕，高三寸，若胸中有病，枕高七寸，病在臍下，可去枕。既行氣，不復食生菜、五辛及肉也。諸欲絶穀行氣法，食日減一口，十日後可不食。二日、三日腹中或悁悁若飢，取好棗九枚，若方寸朮餅九枚食之，一日一夜，不過此也。不念食者，勿噉也。飲水日可五勝，亦可三勝，勿絶也。口中恒含棗核，令人愛氣，且生津液故也。

經曰：道者氣也，愛氣則得道，得道則長生；精者神也，寶精則神明，神明則長久。行氣一名煉氣，其法正强卧，徐漱醴泉嚥之，（醴泉者，華池。）以鼻微微納氣徐引之，莫令大極，滿入五息已，一息因可吐也。一息屈指數之至九十息。若身大煩滿者，可頻伸，頻伸訖，復行之，滿四

九三百六十息爲一竟。爲之久久，衆病自除。吐氣既還，欲吸之時，先復小吐，微微往來，如是再三，更鼻引之，不爾者，令人氣逆。凡納氣則氣上昇，吐氣則氣下流，久自覺氣周於身中。若行氣未定，意中疲倦，便練氣，以九十息爲一節，三九二百七十息爲一竟。行氣令胖胖滿藏，無令氣大出，閉氣於內，九十息一嚥，嚥含未足者，復滿九十息，三九自足，莫頓數也。當念氣使隨髮際上竟，及流四肢，自然下至三星。玉莖、二卵是。

經曰：行氣常以月一日至十五日，念氣從手十指出；十六日盡三十日，念氣從足十指出。久之，自覺氣通手足，行之不止，身日輕强，氣脉柔和，榮衛肢節。長生之道，在於行氣，靈龜所以長存，服氣故也。諸行氣之後，或還欲食者，初飲米汁粥，日增一口，漸加之。十日之後，可食淖飯，勿致飽也。

經曰：行氣之法，初爲之時，多不和調，令人咳逆，四肢或冷，既行之久，日自益也。四九三百六十息，身如委衣，骨節皆解，久久乃覺氣行體中，經營周身，濡潤形體，洗滌皮膚，五臟六腑，皆悉充滿，百病除去。凡初行氣之時，先安其身而和其體，若氣與競爭身不安者，且止和乃行之。氣至則形安，形安則鼻息調和，鼻息調和則清氣來至，清氣來至則自覺形熱，自覺形熱則頻汗出，且勿便起，在安徐養之，務欲其久。諸行氣，皆無令意中有忿怒愁憂，忿怒愁憂則氣亂，氣亂則逆。思一則正氣來至，正氣來至則口中甘香，口中甘香則津液多生，而鼻息微長，鼻息微長則五臟安，五臟安則氣各順理，如法爲長生久壽。行之之法：以鼻微微引氣納之，以口吐之，此爲長息。納氣有一，吸也。吐氣有六：呼也，吹也，嘻也，呵也，噓也，呬也。凡人之息，一呼一吸，無過此數。行道之法，時寒可吹，時溫可呼。吹以去熱，呼以去風，呵以去煩，嘻以下氣，噓以散滯，呬以解極。夫人之極，率多噓呬，噓呬者，長息之忌也，道家行氣之所惡也。

（《雲笈七籤》）

五臟煉氣法

夫肺，兑之氣，金之精，其色白，肺主魄，化爲玉童，長七寸，白獸，其神存，其形全，肺合大腸，上主鼻。多怖懼，魄離肺也；不耐寒，肺薄；顔色鮮白，肺無他病；大腸鳴，氣擁也；頻噓，不祥。肺主七宫京門。立秋日，平旦面正西坐，鳴天鼓七通，飲玉泉漿，三嚥，瞑目正思，兑宫白氣入口，吞之三，則童神安，百邪不能殃，兵刃不能害，延年益壽，謂補瀉神氣，安息靈魄。

夫心者，離之氣，火之精，其色赤，其神朱雀，化爲玉女，長八寸，欲安其神而全其形，合乎中和，心合小腸，主血脉，上主舌。血擁驚舌，不知味，心亂多噓。心主九宫驚門，和而形全。立夏日，平旦面向南端坐，叩金梁九通，漱玄泉，三嚥，精思注想，吸離宫赤氣入口，三吞，以補靈府，離玉女，神平體安，百殃不害，神至靈也。

夫肝，震之氣，木之精，其色青，肝主魂，其神如龍，化爲二玉童，一青一黄。各長七寸，一負龍，一持玉漿。欲安其齡，合乎太清。肝合乎腠理，上主目，目熱肝傷也。肝主春用事，含春精氣，萬物繁茂，順陽之道。立春日，常以寅時面向東，平坐，叩齒三通，閉氣七息，吸震宫青

氣，三呑之，致二童，肝養精之妙也。

夫脾者，坤之氣，土之精，其色黄，像覆盆。其神如鳳，化爲玉女，長六寸，合太陰，上主口，顔色濕潤無他也。脾無定位，寄王四季，各一十八日。清旦正坐中宫，禁忌五息，鳴天鼓七，吸中宫黄氣，入口呑之，飲玉醴以致其妙。人稟天道，經營正氣，守我房中之精，保命得長生。存想華池，飲玉液，和氣相勝，百脉調暢，閉息精源，含真却老，此名守真，長生秘訣。

夫腎，主精，坎之氣，其色黑，其像圓，一名而曲，其神如白鹿，化爲玉童，長一尺，萬物治其精，順其志，全其真，合乎太清。腎合骨，上主耳，腰不能伸，腎冷。立冬日，面北向，平旦坐，鳴金梁五通，飲玉泉三，吸玄宫黑氣呑之，以致玉童之饌，神和體平，而能長生矣。

夫膽，金之精，水之氣，其色青，其神如龜，化爲玉女，長一尺，其神勇。膽合膀胱，顔貌青，無其他。常以孟月端坐，正思北玄，吸黑氣入口，九呑，飲玉泉之漿，氣之致也。喜怒損性，哀樂傷神，神傷侵命，損性害生，養性以生氣，保神以安心，氣平體和，精全心逸，此煉真秘言，靈寶長生之訣。

（《太上養生胎息氣經》）

服氣雜法

凡服氣，四度外，或非時腹中覺氣少，氣力不健，任意嚥多少亦得。

凡初服氣，氣未固，多從熟藏中下泄。宜固之，勿令下泄，以意運令散。

凡初服氣，必須心意坦然，無疑無畏，不憂不懼。若有畏懼，氣即難行。

凡服氣，若四體調和，必須意思欣樂自足，不羨一切餘事，即日勝一日，歡快無極。

凡服氣，不得思食，坦然無所念始得。若然忽思食，必須抑捺，如不在意抑捺，心即邪矣。如渴，煮薜荔湯，湯中著生薑少許，更煮一兩沸，吃一碗，其渴即定。薜荔者，落石根是，子亦得。或薑蜜湯亦得。若能自抑捺，縱終日對嘉饌，亦無所欲。

凡服氣，但不失時節，丹田常滿，縱出行人事，亦不可廢。若久久行慣，縱失一時兩時，亦無所苦。

凡服氣成者，終日不服氣，氣亦自足，至妙不可窮盡。

凡服氣，得臍下丹田常滿，叫喚讀書，終日對人語話，氣力不少，出入行步，無倦怠也。

凡初學服氣，氣未堅，亦不可過勞，勞即損氣。仍須時時步行少地，令氣向下，大精。

凡服氣成，欲得食，即縱食，食亦不障氣，縱飽食，嚥氣，氣還作聲，直至臍下。一成已後，兼食行氣亦無妨。

凡初服氣，欲行，以氣推腹中糞令盡，且勿食，二十餘日彌佳。若入頭即食，理不得妙。

凡服氣日別吃少酒亦好。如或思食，吃少許薑、蜜即定，仍不得多睡，能百種不吃最妙。但至誠感神，百無所畏。

凡服氣，縱體中及心胸間不好，亦非他事，久久行氣，自可散也。

凡初服氣，小便黄赤，亦勿怪，久久自變色如常。

凡初服氣，不用吃果子，恐腹中不安穩，又恐滓穢，腹中氣難行。且欲空却腹藏，令氣通

行，但能忍心久作，自覺精神有異，四體日日漸勝，神清氣爽，不可比量。若久久行氣，眼中自識善惡，視人表知人裏，能志心學，三七日即内視腸胃分明，如心不忘，久行始通，能内視五臟，歷歷使用，妙不可言。如能堅固行氣，肌膚不減，亦不銷瘦。若作不如法，或無堅固之志，即似瘦弱也。

凡人身中元氣，常從口鼻中出，今制令不出，使臍下丹田中常滿，即不至飢。若神識清明，求出不得。

凡服氣丹田滿，如悶，即運氣令從四肢及頂上出，第一勿令從口鼻出，若從口鼻出散，雖餐百味飲食，但得虚肌，身受諸病，漸入死地。

凡人飲酒食肉，一時雖勇健，百病易生，瘴癘蠱毒，逢即被傷。能服元氣，久而行之，諸毒不能傷，一切疫病無得染。但恐不能堅持，如能堅持，久而自知其妙。

凡初服氣，氣悶多從下洩，悶須制，勿令洩，以意運令散即好。

凡初服氣了，或氣衝上，從口欲出，即須嚥液送令下，嚥液勿嚥入息，恐外氣入。

凡初學服氣或太多，腸或脹滿，攪轉作聲不安穩，即須數數以意運氣，逐却腸中宿糞即好。必須數數逐却糞，令肚空，其氣在内，即得安穩。如未逐糞，間仍攪轉不安穩，任下泄一兩下寬快，雖下洩失氣，續更嚥添之，若洩一下，即嚥一下添之；若兩下或至三下、四下，還須計數添之。意者，常令丹田氣飽足爲佳。

凡服氣周遍，不須閉氣想，但依平常，以意運之。如飢，抑捺却自定；渴，即任飲水、蜜漿、薜荔飲無妨。如有氣衝上，即嚥令下，能嚥氣，嚥唾送之令下亦得。凡滿悶，只從心胸間即衝上耳。

凡服氣，宜日服椒三兩服。每一合椒，净治，擇去目及蒂，以酒、水、薜荔飲、菜汁送之令下，益氣及推腸中惡物。此是蒙山四祕。

（《雲笈七籤》）

服氣諸訣法

夫形之所恃者氣也，氣之所依者形也。氣全即形全，氣竭即形斃。是以攝生之士，莫不煉形養氣，以保其生。未有有形而無氣者，即氣之與形相須而成，豈不皎然！

余慕至道，備尋秘訣，自行氣守真向三十餘載，所聞所見，殊未愜心。大歷中遇羅浮山王公自北嶽而返，倚策高昂，依然相顧。余奇異人，延之與語，果然方外有道之君子也。哀余懇至，見授吐納，須一二理身之要道。其恩罔極，非言詞所能盡。每云道之要法，不在經書，悉傳口訣。其二景、五牙、六戊諸服氣法，皆爲外氣。外氣剛勁，非從中之事所能宜服也。至如内氣已正，是曰胎息。身中自有，非假外求，不得明師之口訣，徒爲勞苦，終無所成。今所撰録，皆承師之旨要，以申明之，諒非愚蒙所自裁。王公嘗謂余曰：老君云我命在我不在天地。又曰吾與天地分一氣而自理焉，天地焉能死吾哉！斯實真言要訣也。修奉之士，宜三復之，恭承誘訓，敢不佩服！有偶時得此訣者，須慎勿輕傳示，無或泄露，以致其殃耳。

服氣訣 每日常卧，攝心絶想，閉氣握固，鼻引口吐，無令耳聞，唯是細微，滿即閉，閉

使足心汗出，一至二數至百已上，閉極微吐之，引少氣還閉。熱即呵之，冷即吹之，能至千數，即不須糧食，亦不須藥，時飲一盞酒作水通暢耳。數至五千，則隨處出入，有功當自知也，則有入水卧功矣。夫服食養生貴有恒。真氣既降，方有通感。豈有縱心嗜慾而望靈仙羽化？必無此事也。但仙人至士，行功未滿，尚不能致，況凡俗乎？但信老人言，勤行之，即當自知矣。

進取訣　凡欲服氣，先須得一高燥静密之室，不在大，務絶風隙而已。室中左右常燒香，不用乳頭者。牀須厚軟，脚須稍高。《真誥》曰：牀高免鬼吹。蓋言鬼物者，善因地氣以吹人而爲祟忤。牀高三尺可矣。衣被寒暖，使枕高三寸二分，裹內一寸九分餘，令與背平。每夜半後生氣時，或五更睡之初覺，先呵出腹中濁惡氣，一九下止。若要而言之，亦不在夜半之與五更，但天氣調和，腹中空則爲之。閉目叩齒三十六通，以警身中神，畢，以兩手熅目大小眦兼按之左右，抵耳摩面，爲真人起居之法。隨事導引，先以宣暢關節，乃以舌拄上腭，料口中内外，津液滿口，則嚥之，令下入胃，神承之。以此三者三止，是謂漱嚥靈液，灌溉五臟，面乃光矣。此之法熟，大體同略，便兀然放神，使心同太空，身若委蜕，情累都遣，然後服之。每事皆閉目握固，唯散氣時即展指也。夫握固所以閉關防而却精邪。初服氣之人，氣水流行，則不得握固。待至百日或半年，覺氣通暢，掌中出汗，即可握固。《黄庭經》云閉塞三關握固停，漱嚥靈液吞玉英。遂至不飢三蟲亡，心意常調致欣昌是也。

陶氣訣　凡人五臟亦各有氣。夜卧閉息，覺後欲服氣，則先陶氣，轉令宿食消，故氣得

出，然後始得調服。其法：閉目握固，仰卧，倚兩拳於乳間，竪兩膝，舉背及尻，固閉氣海中氣，使自内向外，輧而轉之，呵而出之，一九二九止。是曰陶氣。訖，還則調之。

調氣訣　鼻爲天門，口爲地户。則鼻納之，口吐之，不得有忤，忤則氣逆，逆則生疾。吐納之際，尤宜慎之。亦不欲自耳聞之，或七或九，令和平也，是曰調氣。調畢則嚥之。夜卧閉之，不可口吐也。常須在意，意久則得調也。

嚥氣訣　服内氣之妙，在乎嚥氣。世人將外氣以爲内氣，不能分別，忤何甚哉！吐納之士，宜審而爲之，氣或錯忤耳。夫人皆稟天地元氣而生，身中分之元氣而自理。每吐嚥則内氣與外氣相應，自氣海中隨吹而直上，直至喉中。但惟吐極之際，則轉閉口，速鼓而嚥之，令郁然有聲，汩汩然從左邊而下。經二十日，即如水瀝坎，聞之分明也。女則右邊而下。如此則内氣之與外氣自皎然别。次以意送之，以手摩之，令運入氣海中。氣海在臍下三寸也，亦謂之下丹田。初服氣人，上焦未通，以手摩而助之，令速下。若氣已通流，不摩亦得。一閉口即三連嚥，號曰雲行，一濕嚥謂之雨施。初服人氣未通流，每一嚥則施行，不可遽至連三也。氣通暢，然後稍加之，直至於小成也。一年後始可流通，三年功成，乃可恣服。

夫人氣既未通，嚥或未下，須以一嚥爲候。每嚥吐極則大鼓口，微用少力，蹙而嚥之，務令郁聲汩汩而下，直入氣海中。如此了然，後爲三連嚥，則便成也。且此訣要益余身，并深嚥之。非久用心者，焉能較量而洞見真理！初服氣人及久服未得其妙者，有得此訣，何其幸歟！輕於傳示，必招譴罰。慎之！慎之！每爲之，向東，終而復始，准前所爲候也。

行氣訣　下丹田後脊二穴通脊脉，上達泥丸。泥丸，腦宫也。每三嚥連，則存下丹田中。所納得元氣，以意引之，令入二穴。因想見兩條白氣，夾脊雙引，直上入泥丸，薰蒸諸宫，森然遍下毛髮、面部、頸項、兩臂及手指，一時而入胸中丹田心也，灌注五臟，却歷下丹田至三里，遍尻，經膝踝，下達涌泉足心也。所謂分一氣而理，則鼓之以雷霆、潤之以風雨之義。亦由天地有泉源，非雷霆動則氣不能潤蕩萬物；人身有津液，非嚥漱則無以溉五臟，蒙光彩。還精補腦，非交會則不能通而上之；嚥服納氣非吐納即不能抽而用之。逆知回薄之道、運用之理，所以則天法地也。想身中濁惡結滯、邪氣瘀血，被正氣蕩除，皆從手足指端出，謂之散氣。即展手指，不須握固，如此一度則是一通，通則氣痞，痞則復調使平，平則復鼓，嚥如前也。閉氣鼓氣，嚥至三十六嚥，爲之小成，爲未絶粒。但且至此，即得常須少食，務令腹中曠然虚净。無問坐卧，但腹空即嚥之，通夕至十度，自然三百六十度嚥矣！謂之大成，是謂大胎息。如胎息，但閉氣，數至一千二百息，亦謂大成。然亦不能煉形易質，縱得長生，尤同枯木無精光也。

又有煉氣、閉氣、委氣、布氣諸事，并雜訣要，列於下，同志君子詳而行之，萬不失一也。

煉氣訣　服氣餘暇，入室脱衣，散髪仰卧，展手勿握固，梳髪令通，垂席而布之，即調氣嚥之。訖，便閉氣，候極，乃冥心絶想，任氣所之。過理絶悶則吐之，喘急即調之，候氣平又煉之。氣通，加至二十、三十、四十、五十，即令遍身汗出。如有此狀，是其效也。安心和氣，且卧勿起衝風，乃却老延年之良術也。神清氣爽則爲之，欲睡勿爲也。常爲之，不必每日，要獨清爽時爲之也。十日、五日，一度爲之候。《黄庭經》云千灾已消百病痊，不憚虎狼之凶殘，亦以却老年永延是也。

委氣訣　委氣之法，體氣和平，心神調暢，無問坐卧，則可爲之。依門户調氣，或身於牀，或兀然而坐，似無神識，寂寂沉沉，使心同太空，因而閉十氣，或二十氣，皆須任氣，不得與意相争。良久，氣當從百毛孔出，不復吐也。縱有十分氣一二也，復調，爲能至十或百息已上，彌加候。行住坐卧皆爲之，如此勤行，百關開通，顔色潤悦，氣清而長如沐浴。但體有不和便爲之，亦必當清泰也。《黄庭經》曰高拱無爲魂魄安，清净神見與我言是也。

閉氣訣　忽有修養乖宜，偶生諸疾，宜投密室，依法布手足，則調氣嚥之。有所苦之處，閉氣以意想經氣以攻之，氣極即吐之。訖，復嚥繼之，急氣即止，氣調復攻，或二十、三十、四十、五十，攻覺所苦之處，汗出通潤即止。如未愈，即每日夜半或五更晝日頻作意攻之，以瘥爲度。病在頭面手足，但有疾之處，則攻之，無不愈者。知心之使氣於手足，有如神，即功力難言也。

布氣訣　夫用氣與人療疾，先須依前人五臟所患之疾，取方向之氣布入前人身中，令病者向方息心静慮。此與布氣令其自愈，亦嚥氣息念求除也，自然邪氣永絶。正氣布訖，邪風自退也。

六氣訣　六氣者，呬、呵、呼、噓、吹、嘻是也。五臟各屬一氣，餘在三焦。此都包矣。

呬屬肺，主鼻，有寒熱不和及勞極，依呬吐納，兼理皮膚瘡病，有此疾者，則依狀理之，立愈。

呵屬心，主舌，乾澀氣不通及諸邪氣，呵出之，大熱大開口，小熱小開口。大小須作意，量宜理之，違度則損。

呼屬脾，主中宮土，如氣微熱不和，腹肚脹，滿悶不泄，以呼理之，即愈。

噓屬肝，肝主目，如目溫熱，可噓以理之，即愈。

吹屬腎，腎主耳，腰脚冷，陽道衰，以吹理之，即愈。

嘻屬三焦，如不和，以嘻理之。

六氣雖各有所管，但五臟三焦冷熱極，風邪不調，都屬於心，呵之以理，諸疾皆愈，不必用氣也。諸家説准此行，可立見功效。

調液訣 人食五味，五味各歸一臟，每臟濁氣同出於口。又六腑三焦之氣，亦凑此門。衆穢總投，合成濁氣。每睡覺，濁穢之氣自不堪聞，審而察之，知其時候。口中乾苦，舌澀頰熱，少津液或嗽唾喉中痛不能食，是熱也。即須開口呵之，必須依門户出入之。十呵、二十呵即鳴天鼓，或七或九，以舌漱華池而嚥津液，復呵，察熱退止，但候口中清水甘泉生，即是熱退五臟凉也。若口中津液冷淡不受水，即冷狀也，即以吹治之法候口中自美，心調即止。《黄庭經》云：玉池清水灌靈根，審能脩之可長存。又曰漱嚥靈液灾不干也。

飲食訣 服氣之後，所養有序次，其可食之物，有損有益。有益者，宜可食之，有損者，即可節之，益乃長服。每日平旦食少許淡水粥，甚宜人，理脾氣，令人足津液。日中食淡麵餺飥，并佳，及葱薤羹、糯米、大麥飯、鹿肉作白脯，已上并佳。食後吞生椒三五枚，及先嚥氣三五嚥，消食，引下氣，通三焦，和五臟，趁惡氣，助正氣，特宜長服，辟寒凛暑濕，明目，和中理氣，功不可備具。在《太清經》上卷，更有別方妙。忌食十二屬、三十六禽，本命父母本屬特忌。熱蒸餅，亂正氣。肥猪肉、生菜，令人脉閉。瓜、棗、栗、芋、菱芡、獐、雁、野鷄，并可食之。不欲其心首脂也，齋戒須總絶之。天師所種木中之玉，名曰南燭草。每叢七十二莖，每莖二十四枝，每枝五葉，應七十二候、五行、二十四氣也。江東少室山、南嶽、湘江化中，并有之。作餛飯食之佳，作煎亦得，不必依《太清經》中所須，但單南燭草即得。凡食乍可飢，不得令飽，飽即傷心，氣難行也。仍忌蘿蔔羹、生冷辛辣之物，酸滑黏膩、陳硬難消之物，切忌。若偶然食此等物一口，則物所在處，當微微有痛。慎之！慎之！但食軟物無慮。

凡服氣後，有氣下則泄之，慎勿絶，絶即成疾。每朝空腹，隨性飲一盞好清酒佳，冬暖之，夏冷亦得，助正氣排邪，又不得多，多則昏醉，昏醉則傷神損壽。若遇尊貴，事不得已，則須且飲，但可呵三五下，盞飲併則開口呵十數下，遣麴之毒，調理之。常時飲二三升，是日乃可一斗不至於醉，亦不中酒，亦不先食味，亦不退如故。

調護訣 凡修煉服氣休絶之法，不居産房，不昇喪堂，六畜死穢，一切雜穢不净中，驢馬惡氣之物，并不宜聞，况近之乎！如見不祥臭穢，即須念解穢咒，不然甚損正氣。不意卒然逢遇已上之穢，則速閉氣，自取上風，疾過則解之，兼兩杯酒以盪滌之，佳。如惡氣入，覺不

安穩，即須調氣逐去，勿留，又恐有逆氣，勿使出，則却嚥下，更納氣以逆之，當定，以手摩助之，便含椒及飲一兩杯酒令散矣。如不散，亦不使和平也，斯必乃食油膩雜犯觸正氣。用意有省，當知向前所犯，必是憂恚房事者，勿再有誤也。所服氣一年氣通，二年氣行，三年功成。元氣遂凝結玄珠於丹田，縱有犯觸，無能爲患。日服千嚥亦不懼多，即返老還童，轉從此也。於是氣化爲血，血化爲精，精化爲髓。一年易氣，二年易血，三年易脉，四年易肉，五年易髓，六年易筋，七年易骨，八年易髮，九年易形，十年之内，三萬六千神備在身中，當化爲仙真，號曰神人。勤修至道，煉氣爲形，形化爲神，神形一體，白日上昇。大道靈驗，好仙君子，詳而學焉。勤修不怠，即性開通，五臟相固。《黄庭經》云千千百百自相連，一一十十似重山是也。内氣不出，外氣不入，寒暑不侵，兵刃莫害，昇騰變化，壽同三光，無窮盡也。

休糧訣 凡欲休糧，但依前勤修。三年之後，正氣流通，體實骨滿，百神守位，三尸遁逃，如此轉不欲聞五味之氣，常思不食，須絶則絶，亦復無難。但覺腹空，即須嚥氣，不問早晚，何論約限，久久自積節度時候，無煩具言。亦可兼藥物。大有服藥之人，多不服氣，區區終身，唯以藥物爲務，固未得，亦非上士用心也。《黄庭經》云：百穀之實土地精，五味外美邪魔腥，臭亂神明胎氣零，那從反老得還嬰？何不食氣太和精，故能不死入黄寧。

慎真訣 世上之人，率多嗜慾，損生伐命，今古共然。不早備防，悔將何及？《仙經》曰：夫人臨終而始惜身，罪定而思遷善，病成而方求其藥，天真已散，何可追之？故賢哲上士，惜未危之命，懼未禍之禍，治未病之病，遂拂衣塵寰，攝心歸道。道者，氣也。氣者，身之

主。精者，命之根。愛精重氣，然可庶幾乎長生矣！《黄庭經》曰：方寸之中念深藏，三神還歸老方壯。又曰：長生至慎房中急，何爲死作令神泣？忽之禍鄉三靈没，但當吸氣録子精。寸田尺宅可治生，若當决海百瀆傾，葉去樹枯失青青。此禁養精神之術。凡學長生久視，未有不愛精保氣而致也。陰丹百御之道，人莫不知，雖務於氣而不絶慾，亦不免危殆。故曰：人常失道，非道失人。人常去道，非道去人。修養君子深宜自省也。夫氣者，道也。道者，虚無也。虚無者，自然也。自然者，無爲也。無爲者，心不動也。心不動者，謂内心不起。内心不起，即外境不入，内外安静，即神妍，神妍即氣和，氣和即元氣自至，元氣自至即五臟滋潤，五臟滋潤即百脉流通，百脉流通即津液上應，津液上應即不須五味。五味止絶，飢渴不生。飢渴不生，三田成體，堅骨實肉，返老還年，漸從此矣。故其氣化爲血，血化爲精，精化爲髓。一年易氣，二年易血，三年易脉，四年易肉，五年易髓，六年易筋，七年易骨，八年易髮，九年易形，三萬六千神住在身，化爲仙人。是心體玄微，理生不測也。五臟和，津液生，三焦通，氣不壅。此謂瓊丹，非世間丹也。夫神者，無形之至靈。故神禀於道，静而合乎性。人禀於神，動而合乎情。故率性則神凝，久則神止，擾則神遷，止則生，遷則死。皆情之所移，非神之所使也。夫欲服氣，先須静坐，一覺向上想過欲界、色界、無色界，更過太始、太素、太初、太極、太高，想元氣下，從頂門入，念至涌泉，端坐記入息，莫記出息。但用一覺，使元氣隨意而到三丹田，轉輪如流水。《王老經》云：元氣流通，不死之道。至人可知也，蚩蚩者不足與議。慎之！又曰：胎息守中，上與天連名。大道行之，立得飛仙。秘之！慎之！保之！

修存訣　凡胎息氣者，其道皆先叩齒三十六通，集諸神，然後轉頸一匝，其胎息已，咽喉嘸之，如此三通，方以舌內外磨，料取玉津液，滿口漱溜，昂頭嘸之。上補泥丸，下潤五臟。

至夜半及五更，展脚握固，展兩手，去身五寸，其枕高三寸，閉目依前法嘸之。梳洗了，暖取一杯酒飲之。胎息滋六腑，酒引氣潤百關。聖人言：人在氣中，氣在人中。人不離氣，氣不離人。人藉氣而生，氣散人死。人死生之理，盡在氣中，但調煉元氣，求死不得。王老云：久而行之，求死不得。此之謂也。老君云：甘雨潤萬物，胎津潤百體。《黄庭經》云：晝夜不寐迺成真。上致神仙，下益其壽，在身所有疾病，想氣攻之，其疾立愈。其真氣逐濁氣下泄，即覺神情爽利，器宇冲和。老君曰：靈谷玉英，并在己身。

名山大澤，採藥服食可以滋助正氣，若全使之，即與道有乖。若久服胎息不亂者，自然氣圓成真妙，不假羽翼而乃昇騰也。

夫胎藏嬰兒，握固服元氣。握固是天地之間。握者，猶心閉門，邪氣不入也。夫嬰兒所以握固，在母腹中飲其元氣，故號曰胎息。合本元氣不動不摇，自然不飢不渴也。

學胎元者，若閉氣極悶，即微吐其濁氣，呵而出之，旋便却閉，常守其元，自然成妙矣。

夫人身禀元氣所生，還須以胎元補之。故曰：保其元氣，是曰自然還丹步虛。曰：冲虛太和氣，吐納流霞津。胎息靜百關，寥寥究三便。泥丸洞明鏡，遂成金華仙。又曰：常念餐元精，煉液固形質。

學道之人，常含元氣，挹漱流霞，充灌關府，津潤骨節，回凋朽之頹齡，復童嬰之怡顔。吐納改容，若非煉液如此。凡胎息上衝咽喉，用何物爲應？以雷鳴應候爲胎息矣。握固亦常行。夫咽喉下有十二樓，胎息氣上通頭，嘸之，名曰補腦之法。秘之！故曰飢食太和自然之氣，即胎息也。渴飲華池漿，口中津液也。得津液還歸溉灌神門，腎宮滋潤，玉液甘甜，深宜保之。夫五臟上應列宿，下應五行，常須以清浄保之矣。

慎氣法　夫氣之爲理也，納而難固，吐而易竭。難固須保全，易竭須潛而勿泄。真人曰：學道如憶朝餐，未有不得之者；惜氣如惜面目，未有不全者。又曰：若使惜氣如一身之先急者，吾少見枯悴也。其於接對言笑，須宜省約，運動呼叫，特宜調緩，觸類愛慎，方免損矣。夫人與天地合體，陰陽混氣，皮膚骨髓，腑臟榮衛，呼吸進退，寒暑變異之事，莫不同乎二儀五行也。是知天地否泰，陰陽之氣亂焉，臟腑不調，經脉之候病矣。因外寒暑之病起於風，因所致者百病起於氣。故曰：恬淡虛無，真氣從之。精神內守，病從何來？是故須知形神以性和而全之，審內外之病而慎之。

夫人有三丹田，以合三元上中下也。上丹田泥丸腦宮也，其神赤子，字元先，一名帝卿。其神赤衣冠，治上元也。中丹田絳宮心也，其真人字子丹，一名中光堅，其神赤衣冠，治中元也。下丹田臍下氣海精門也，其神嬰兒，字元陽，一名谷下玄，赤衣冠，治下元也。此三丹田，以應三元，中各有一神，若虧損即氣漏精泄，精泄即氣散也。夫精者身之根。根者氣之位，精全即氣全，精泄即氣泄，唯精與氣須全耳。又云：精能食氣，形能食味。夫嘸氣不得和

津液嚥之，津液須別嚥。若和津液，恐招生風，入腹成疾。嚥津液時，須候出息嚥之，尤妙也。

《嵩山太無先生氣經》

秘要口訣

天關中爲内氣，口爲天關生神機，手爲人關把盛衰，足爲地關生命扉。并《黄庭内景》云。神爐中爲外氣。神爐，鼻也。神爐之中欲修治。《黄庭内景》云。凡服氣，皆取陽時。自夜半平旦也，即東南向，静端坐，叩齒三通，三漱津嚥之。則兩手相摩，令掌心熱，揩拭面目。便以大拇指上下揩其臂骨七遍，即握固鼓氣，以滿天關，調匀爲度，合閉口而嚥之。即努腹訖，徐徐出神爐中氣，其神爐中當修治之，鼓努每須相應，一鼓一嚥一努，爲相應也。其鼓嚥之時，天關莫開，恐生氣入腹而爲疾也。夫服氣，須安神定志，徐徐嚥之，急即心胸中氣不散，結痛，每嚥五十服，漸加至百服，二百三百服，有他故，即二十、三十服，行住服之，并得，臨時自消息也。所貴常行，不欲闕日。如初服有噫氣上，即鼓而却嚥，無使氣出。桑榆子曰：元氣融和，不爲麤厲，必若噫上，豈元和之氣耶？然初始之時，特以氣道未得全暢，事須抑就，但以元氣待之也。若至再至三，氣海不受，必惹著五臟之中舊有濁氣，如此固亦不宜愛惜，宜也。忽下部有氣，即泄之不妨，每鼓嚥氣，須調和徐緩，不欲天關中有聲，若嚥急，恐下部氣閉，令人脱肛，慎之。如服内氣，久而自通，通即服，無時矣。但飢即服之，飽即止之。每鼓嚥之際，常存思氣入五臟流行，即從手足心及頂三關九竅肢節而出，忽有疾，即思，以氣攻其痛處。何疾不愈？如要服氣休糧，即不論嚥鼓努多少，常令腹滿爲度，勿令腸厭，若飢即時服三五嚥，以意自調息，勿須

仰卧，即氣難下，損人心胸。凡氣相應，即腹中有聲，愚者謂之腸空即有聲，有聲即損人，甚不然矣！此猶雷鳴電擊，陶煉陰氣，百關流潤，真要深門也。夫服氣多方，若非鼓努之法，不爲真妙。或有人未解服氣，氣未通流，便虚其心，忘其形，雖曰效其坐忘，必無所成，多令困弊也。夫鼓努法，本服自然元氣，流布臟腑，即長存，人即不死，何暇於外思慮吸引外氣？夫人氣盡即神亡，神去則身謝。故知守元氣不失，胎成，皆秘訣所傳，學者幸勿疑也。夫行氣，候閑時，鼓十嚥、二十嚥，嚥令腸滿，然後存思，行入四肢，有事之時，即一嚥、一行氣，手足俱須著物，候氣通流，必虚心忘形，然得煩蒸之氣散出四肢，精華之氣凝歸氣海。久而自然胎成，封固肢節，得雷鳴相應。當鼓轉具腹，令氣調暢也。夫服氣導引，先舒手足，後鼓嚥，即捩身左右，精思氣入骨節行，引相應，令通不斷，謂之行氣導引。又宛轉盤回，存思氣從手足關節散出。古經云：有行氣導引，非至道口傳，罕有知者。夫行氣，若飢時服，候腹滿乃行之，若食飽後旋行，桑榆子曰：飽宜爲飲字之誤也。修養者，平居無飽，況行氣之秋乎？若無服氣導引，當候閑時習之，非尋常可作也。夫服氣導引，當居静密房室，不欲處高屋當風，如遇暴風疾雨，沾濕衝寒，冒熱遠來，皆須歇息，候其體乾氣和，方可爲之。若欲四肢常瘦，即數導引，謂肌膚充悦，即多導引。服氣導引，不失其時，則神氣常清，形容不易暴脂，虚肉不生，永無諸疾矣。世人或謂服氣與胎息殊誤之深矣！胎從服氣中結，氣從有胎中息。久服則清氣凝而爲胎，濁氣散而出胎，成可以入水蹈火。世人或依古方，或受非道者，以閉數之，貴其息長，不亦謬乎？殊不知五臟無常服之氣，一時閉塞關門，豈是胎中自然之意？但煩勞形神，終無所益。時人服氣多閉口縮

鼻，皆抑忍之，但須取息長，不知反損。問曰：夫服内氣外氣，二氣俱出五臟，焉得内外吐納不同？桑榆子曰：此言二氣俱出五臟，即大謬也。且外氣喘息之氣，即非腑氣也。但入至榮衛，非自中而有者也。焉得謂之出於五臟，即大謬也。且外氣喘息之氣，即非腑氣也。但入至榮衛，非自中而有者也。焉得謂之出於五臟乎？答曰：服内氣鼓努之時，即胃海開，納真氣，封固納訖，即還閉，徐徐出外氣，自然有殊。夫抑塞口鼻，氣俱不通，不通即蓄損五臟，此乃求益而返損也。且人健時閉氣息即易，忽有疾力微即難制，豈不失之極也。若服内氣，用力甚少而功多，當勤行之也。問曰：夫上士先導引後出入，下士先出入後導引者，何也？答曰：上士先導引，則穢氣隨舉動散出；下士後導引，恐其穢氣入支節不散。此則學氣導引得與不得有殊也。桑榆子曰：上下，猶言先後進也。繫於功用淺深，非賢愚品第之謂。斯道也，豈愚者之可爲乎哉？但有賢而不能者也。天師云：納氣有一，吐氣有六，氣道成乃可爲之。吐氣六者，吹、呼、嘻、呴、嘘、呬，皆出氣也。桑榆子曰：呴，一本爲呵，大抵六氣之用，與他本有五不同也。時寒可吹以去寒，時熱可呼以去熱，嘻以去風，呴以去煩，又以去下氣，嘘以散滯，呬丑利、許氣二切。以解熱，凡人者則多呼呬，道家行氣不欲嘘呬，長息之忌也。悉能六氣，位爲天仙。桑榆子曰：凡人者，喜怒哮慾衆邪之氣不絶於中，辛鹹甘酸外物之味，味離於口，若即便禁長息，則穢濁之氣無洞盡之期，彼得道者無思無慮，無營無慾，含其浩然之氣，又焉取於嘘呬哉！彼視嘘呬猶決堤耳。凡服氣畢，即思存南方熒惑星，爲赤氣，大如珠，入其天闕中，流入臟腑，存身盡爲氣。每日一遍，此爲以陽煉陰，去三尸之患。又古涓子留口訣，令想火煉身爲炭，道者商量，火氣非自然陽精，但恐傷神未可爲也。其精者，真人密傳至妙，精思行之勿疑。桑榆子曰：云商量者，延陵君之意也。夫存想之中，寧假分別其自然與非自然乎？若如所言，則存之與想得爲自然否？况仙間煉丹亦用火，則火與熒惑，同是天地之中一物耳。亦何擇焉乎？凡導引服氣之時，衣帶常欲寬，若緊急即損氣，氣海中悶。桑榆子曰：損謂限滯之也，非能損之。夏冬寢處飲食，常欲温，勿食酸鹹油膩之物，食之損五臟，五臟損，即神不安。猪狗肉及生果子尤宜切忌。

（《延陵先生集新舊服氣經》）

二　胎息

〔一〕胎息闡論

胎息精微論　老君曰：知道者天不殺，含德者地不害。道德相抱，身不衰老。内食太和，元氣爲首。清净自煉，忘身放體。志無念慮，安定臟腑。洞極太和，長生久視。諸氣不動，意如流水，行之不休，得道真矣。每入静室，守玄元氣，玄元者，一氣也。玄中有玄是我命，命中有命是我形，形中有形是我精，精中有精是我氣，氣中有氣是我神，神中有神是我自然。德以形爲車，道以氣爲馬，魂以精爲根，魄以目爲户。形勞則德散，氣越則道叛，精消魂損，目動魄微。是以守静愛氣，全精寶神，道德凝密，魂魄固守，所謂含道不言。得氣之真，肌膚潤澤，得道之根，手足流汗。精之充溢，不飢不渴，龜龍胎息，綿綿長存，用之不竭，飲於玄泉，登於太清，還年反嬰。道之自然，至道不遠，近在己身，用心精微，命乃永存。今之修道者，或服五芽、八方、四時、日月星辰等氣，并誤。但思自頂鼻而入，雖古經所載，爲之少見成遂，亦非食穀者所能行致爾。是以修氣者多不得其訣，虚精勤矣。既得其門，復悟其訣，要在精勤無退

懈耳。凡胎從氣中結，氣從胎息生，胎因氣中成。氣清則凝而結，氣濁則散而出。胎成即萬病自遣，神靈居之，三一守中，尸蟲亡墜，即漸通仙靈矣。今之學者，或傳古方，或受非道，皆閉口縮鼻，貴其氣長，而不知五臟壅閉，畜損正氣，殊非自然之息。此繁勞形神，無所益也。道曰若抑塞鼻口，擬習胎息，殊無此理。口鼻氣既不通，則畜損肺臟，有何益哉？餌內氣者，用力雖微，而速見功成，全在安神靜慮，不煩不擾，即氣道疏暢，關節開通，內含元和，終日不散，肌膚潤澤，手足流汗，長生之道，訣在此矣。內氣滿，無飢渴。初習即小難，久久甚妙。氣既不竭，神真不亂，道亦如氣至，誠修之，乃通靈。髮黑齒堅，眼瞳英明。筋骨全實，壯勇胎神。面貌光澤，行步舉輕。心自無慾，神不貪榮。玄父赤子，固際無傾。魂魄守元，三一自真。永寶其道，靜安其神。神自通靈，道曰永寶。胎息元氣克成，自爲真人。胎息之妙，窮於此也。

內真妙用訣　訣曰：欲得長生，當修所生。所生之本，始於精氣。精氣結而成形。形爲受氣之本，氣是受形之根，氣不得形則無因而立，形不得氣則無因而成。則元氣所禀之時，伏母臍下，混沌三月，玄牝具焉。玄牝者，口鼻也。玄牝既立，如瓜之有蒂，陰注母氣，始於此也。母呼亦呼，母吸亦吸。綿綿十月，氣神備遂，解胎而生。母雖知貪悅於子，當不知形耗體枯，分神減氣，爲子之用矣。既生七日，情見於外，變嬰而爲孩，指頤而能笑。先真議者，以爲失道而後德。喪朴之本，便終於此。何況十五成童，二十弱冠，目眩五色，耳聽五音，役智運神，間不容息。如此則純朴之根蕩然而。是故聖人知外用之無益，所以還元反本，握胎息之機，得長生不死，其理明矣。

《中胎經》云：形中子母，何不守之？且形中以氣爲母，以神爲子，形氣先立，而後有神。神由氣生，故爲子矣。且聖人不思外事，不視外色，不聽外聲，常使神與氣合，合行循環於臟腑之間。御呼吸以上下，久久修習，則神自明，氣自和。若神自明，可照徹於五臟；氣自和，則通使於四肢也。故黃帝三月內視注心，一神則神光化生，纏綿五臟，斯言可推而得也。《黃庭經》云：仙人道士非有神，積精所致和專仁。皆其事也。今之世人，神與氣各行，子母不相守，氣雖呼吸於內，神常運於外。如此常使氣逐穢濁，而神不虛明，神不虛明，則元氣漸散。轉而相喻者，以神爲主人，身爲宅舍，主人不營於內，日用於外也。自然令宅舍空虛漸見危壞矣。況非道之人。勞神役氣，無一息而住於形中，而猶冀長生，不亦遠矣？先生曰：若知神氣之所主，子母之運行，則修生之道了然見矣。若氣無所主，但任運呼吸者，唯主通治臟腑，消化穀食而已，終不能還陰返陽，填補血腦。則知凡人呼吸與聖人之呼吸殊矣！是故《南華經》云：凡人之息以喉，真人之息以踵。踵猶根也。

又云，其息深根，深根固蒂，皆其義也。先生曰：凡人任自然之息，至近而役之，其所利唯化食而已。至人以神爲宰御，呼而下流，吸而上之。上至泥丸，下至莖端，二景相通，可爲救老殘。至若呼不得神宰，則一息之中不全，吸不得神宰，亦一息之中生病。神氣當不全，若能息息之中，神氣常合，則胎從服氣中結，氣從有胎中息，胎息內結，求死不得。

尹真人曰：若神能御氣，則鼻不失息，斯言至矣！《黃庭經》曰：日月布列設陰陽，二神相會化玉英。此謂陰陽二氣會合之時。言二景相覿之後，情慾既動，精氣悉降於莖中，若不知道者，精氣皆被情慾所引，求制不得，遂有眇瀹之憂，尾閭之患。若爲道之士神與氣合行，隨呼吸以上下，不使停壅於下宮，是爲神交而精不散，神雖會合，常味於無味。《黃庭經》云：子丹進饌肴正黃，淡然無味天人糧。

又云：意中動靜，氣得行道，自持我神明光。以次推之，雖有情慾動於精氣，而精氣以道

自持，自然不動。《道經》云：化而欲作，吾將鎮之以無名之朴。無名之朴，則胎息妙用矣。若習胎息日久，則神氣自正，和柔可使。《道經》曰：專氣致柔，能如嬰兒乎？若胎息未成，則真神不御於精氣，謂精氣無主，自然隨慾而動。情慾既動，而精氣自散。雖欲苦制，亦終無益。若胎息道成，精氣有主，故使男子莖中無聚精，婦人臍中不結嬰。雖有情慾，終不能與神争也。是謂胎息之真，反精爲神。其文畢矣！

（《胎息精微論》）

胎息篇　綿綿若存，以運元氣，壁觀九年，乃明兹事。

身毒之國，有至人曰寶冠，能胎息之方，故其形未嘗衰。菩提達摩聞而往問焉曰：震旦諸國，其人不任寒暑，以損其真氣以致滅亡，吾將東游，願得胎息之方以振之。寶冠安坐：吾語汝。夫人之始生，本乎胎息者也，神識與精合和而凝結焉。日月變化而成形，其形初成，則神依形而住。故神無形則不住，形無氣則不變，氣無形則不立。故知神、形者，受氣之本也；氣者，養形之根也，三者和合，然後出處於世矣。方其居於母胎，偃伏於臍之下，混沌三月，玄牝具焉，鼻也。玄牝既具，如瓜有蒂，潛注母氣，故母呼而呼，母吸而吸，綿綿乎，十月氣足而形固，神全而識備，於是乎解胎而生矣。生之十日而情見乎外焉，變嬰爲孩，指顧喜怒，先真後僞，已失其道矣。况乎意逐於外緣，目眩五色，耳耽五聲，鼻惑衆香，舌貪多味，身悦柔温，意藴喜怒，運神役智，間不容息，晝夜奔馳而不止，淳樸之性蕩然離散矣。於是形枯髮秃，氣喪神衰，寒暑相凌而不能禦，其何以能長存乎？聖人於是知五行精氣以成其身，故修五行精氣以補之，反本還元，以握胎息之機焉。

心静則神悦矣，神悦則福生矣。何也？神者氣之子也，氣者神之母也。神用則氣養矣，氣絶則神亡矣。夫欲長生，其在神氣相合而心不動，守於内息，神不役於外，無去無來，無出無入，湛然常住。故玄牝之門者，長生之户也。加之以外物不思也，外色不視也，外欲不耽也，外味不嗜也，常自内觀，心熾不散，神合於氣，還乎五臟六腑之源。至其久也，神氣乃明，照徹五臟，通於四肢。凡人之呼吸，出乎咽喉之中，聖人之息氣，存乎氣海。氣海者，在臍之下三寸，其名曰子宫，元氣之根本也。是吾之真一之氣也。夫能守之，綿綿不絶，是謂返樸還元，肆氣凝結，不化不散，五臟六腑堅而不損，形體以之不壞，神識以之安静，長生之要也。是以形者氣之宅也，神之主也，主不知守其内而役於外，則宅虚而壞矣。况夫無一息住於氣海者乎！聖人以神氣爲宰御焉。呼吸而下徹乎涌泉，神氣凝結，補於氣海矣；呼吸而上應乎九天，神氣凝結，而填於腦矣。上填泥丸，下補衡端，二景相通，可以却老矣。若夫呼不得神爲宰焉，吸不得氣爲君焉，一息不全則傷於胎息矣。故神氣不相合則不能結於子宫者也。神能御氣，則鼻無出息，是爲真胎息者歟。鄙夫者，根境相對而生情愛，乃騖於淫慾，精氣下泄，身乃枯朽，故曰無涓滴之益，而時有畎澮之决，喪其性命之宗。惟神與氣合，子母相守，隨其呼吸上下，而散補三宫，則精魂不散。是故定者不死之根也，心者氣之主也。故氣者從心者也，心行亦行，心運亦運，亂則亂，定則定，憂則傷，煩則謝。是以聖人不體不用，不役不住，不定不亂，自適其適，内安悉除，此長生之本也。

如是常思受父母之遺體名曰胎息，既而具乎六入，眼、耳、鼻、舌、身、意。五臟六腑、骨肉筋脉皆資乎胎息而得增長焉。胎息之根源不出不没，狀如鷄子，色猶水精，由念而有動轉之時，内氣不出，意因其發而有去來。掩心引頸，如是爲主，去來之外形者也，其名曰鶴形焉。亞腰實腹，是爲動轉之内形者也，其名曰龜形焉。以意引之，勿由吐納，勿在握固，二者玄牝之門，常宜閉之，使氣周於身焉。先入静室趺坐，猶入定焉，身不動摇，想其胎息，如雲霧，如燎爐之煙，如蓮本之絲，以意引之，周於四天，息脉條暢；次引其氣灌於泥丸，復引其氣集於舌上，摶而煉之，想如鷄子吞入於腹，不可差焉，使五臟六腑承其津氣而悉堅固，於是其體光潤，此胎息游遨於其身之中者也。

如其飢渴，則時嚥之，以意送之，莫計其數可也。飽則休息焉。病痛所在，以意攻之，既愈則已焉。行止寢坐，常存乎胎息。胎息不散，或五三年，功乃大成。若夫氣下則勿止之，止之則成疾矣。其功既成，不必静室，任意修煉。常想其身猶如蹴鞠焉。内氣充滿則四肢輕健矣。於是又觀吾身也、吾心也、吾胎息也，漸至於長大同於太虚。其初想吾身如月焉，坐一室則光滿一室矣，居一城則光滿一城矣，游一國則光滿一國矣，至夫周乎十方虚空，而不見吾身，吾心與呼吸胎息純一虚空，無想無念，湛然寂滅。如是觀已，復如前觀，由國至城，由城至室，漸復成小，於是加精進焉。欲游於他方，則惟一念而已；欲隱其形，意發則隱矣。生死自如，食與不食不相爲患，斯道之成也。故調神如嬰，怡怡如如，寒暑枯榮而形神自平矣。息與神合，如琉璃器中有金像。金像者，法身也；琉璃者，根形也。故鏡明而法自形矣，水清而

影自停矣。天食者，滋神者也；地食者，滋形者也。含靈抱實，神氣斯自靈乎。雪山之妙藥，自頂而生者也。行一空昧，體輕神怡，於是血化爲乳，骨化爲瓊矣。故曰天道之精，杳杳冥冥，神不見神，形不見形，即心無心，即形無形，心尚不有，而況於外哉？

（《道樞》）

〔二〕胎息經注

胎從伏氣中結，臍下三寸爲氣海，亦爲下丹田，亦爲玄牝。世人多以口鼻爲玄牝，非也。口鼻即玄牝出入之門。蓋玄者水也，牝者母也。世人以陰陽氣相感，結於水母，三月胎結，十月形體具而能生人。修道者，常伏其氣於臍下，守其神於身内，神氣相合而生玄胎。玄胎既結，乃自生身，即爲内丹，不死之道也。氣從有胎中息。神爲氣子，氣爲神母，神氣相逐，如形與影。胎母既結，即神子自息，即元氣不散。氣入身來爲之生，神去離形爲之死。《西昇經》云：身者神之舍，神者身之主也。主人安静，神即居之；主人躁動，神即去之。神去氣散，安可得生？是以人耳目手足，皆不能自運，必假神以禦之。學道養生之人，常拘其神以爲神主，主既不去，宅豈崩壞也。知神氣可以長生，固守虚無以養神氣。道經云：我命在我，不在天地。天地所患人不能知至道，能知而不能行。知者但能虚心絶慮，保氣養精，不爲外境愛慾所牽，恬淡以養神氣，即長生之道畢矣。神行即氣行，神住即氣住。所謂意是氣馬，行止相隨，欲使元氣不離玄牝，即先拘守至神，神不離身，氣亦不散，自然内實，不飢不渴也。若欲長生，神氣相注。相注者，即是神氣不相離。《玄綱》云：錙銖陽氣不滅不爲鬼，纖毫陰氣不盡不爲仙。元氣即陽氣也，食氣即陰氣也，常減食節慾，使元氣内運，元氣若壯，即陰氣自消，陽壯陰衰則百病不作，神安體悦，可覬長生矣。心不動念，無來無去，不出不入，自然常住。神之與氣，在母腹中本是一體之物，及生下爲外境愛慾所牽，未嘗一息暫歸於本。人知此道，常泯絶情念，勿使神之出入去來，能不忘，久而習之，神自住矣。勤而行之，是真道路。修真之道，備盡於斯。然聖人之言，不可妄乎！凡胎息用功後，關節開通，毛

髮疏暢，即但鼻中微微引氣，相從四肢百毛孔中出，往而不返也。後氣續到，但引之而不吐也。切切於徐徐，雖云引而不吐，所引亦不入於喉中，微微而散。如此，內氣亦下流散矣。

胎息銘 三十六嚥，一嚥爲先。吐唯細細，納唯綿綿。坐卧亦爾，行立坦然。戒於喧雜，忌以腥羶。假名胎息，實曰內丹。非只治病，決定延年。久久行之，名列上仙。

《胎息經注》

〔三〕胎息訣法

諸真聖胎神用訣 師曰：知至道者天不殺，服元氣者地不滅。夫至道者不遠，只在己身，用心精微，命乃長久。《劉公秘旨》曰：欲得長生，當修所生之本。始於精氣，精氣待而爲形，形爲受氣之本，氣是有形之根，元氣稟形之由，可察成形之理。經曰：深根固蒂，長生久視之道。又曰：形中子母，何不守之？且形中以元氣爲母，以神爲子，初因呼吸之氣而立成形，故爲母也。形氣既立，而固有神，故爲子也。夫至神也，與氣合形，神與氣但循環於臟腑之內，馭呼吸於上下，久久習之，則神自明，而氣自和。神既內明，照徹五臟，氣和則使用於四肢。故黄帝三月內視，住心以神，則化生纏綿五臟。斯言可推而得之也！又曰：意中動靜，氣得神通。行道自持，我神光明。斯理之然，然可推而得之也。今世之人，神與氣各行，子與母相離，氣雖呼吸於內，神常運物於外。如此遂使氣無主而神不通，神不通而精自散。又以神爲主，以形爲宅舍，主人不營於內，日營於外，自然宅舍空虛，而形體衰朽矣。況末世道流，每一晝一夜，百刻之中，形氣之得總一萬三千五百息，皆外役於神，無息住於形體之中，而何能冀長生久視之道。

先生曰：若知神氣之所主，子母運行，則長生不死之門可見也。若氣無主宰，任自呼吸咐，通利五臟，消化五穀而已，不能還陰返陽，填補血腦耳。

師曰：吾以神爲車，以氣爲馬，終日御之，而不倦也。

經云：天下有道，却走馬以糞。正謂此也。

尹真人曰：神能御氣，則鼻不息。斯言至矣。

御氣之法 上至泥丸，下至命門，二景相隨，可救殘老矣。若呼不得神宰，一息不全，吸不得神宰，亦一息不全。若能息息之中，使神氣相合，則胎從伏氣中結，氣從有胎中息，胎氣內結，永無死矣。功成之後，男子聚精，女子結嬰，雖動於欲不能與神争，是謂真返精爲神也。此者乃是上清玉真修息之訣。日能行之，自得其味，漸合太上真道。

海蟾真人胎息訣 夫元氣者，天地之母，大道之根，陰陽之質。在物名淳利之氣，在人名元氣者也。乃性命也。凡一晝一夜，一萬三千五百息，常常口鼻中泄了真氣。聖人久煉胎息者，常納於丹田，故微微出入，定自身，安而得長生。長生者，乃心與神氣相合，與道同真也。

玄葫真人胎息訣 夫大道以空爲本，絶相爲妙達，本元靜定太素，納氣於丹田，煉神於金室，定心於覺海。心定神寧，神寧則氣住，氣住則自然心樂。常於百刻之中，含守於真息。又云神息定而金木交，心意寧而龍虎會，此內丹之真胎息之用也。

凡修道之人，若要長生不死，先須煉心。真人曰：心者，在肺之下，一寸三分。曰：玉壺內有虛白一氣。經云：虛中生白，一名玉壺，二名神室，三名玉館，四名絳宮。中有救苦天尊，中有不死之神，中有靈寶天尊，中有元始符命，中有太一真人，中有救苦真人。常持元氣，勿令失散，丹砂結就，大如黍米，色如黃金，一名寶琳。若人識得辯得認得，塞其六門，常守天真，胎息自成，延年久而不死矣。

袁天綱胎息訣　夫陰陽者，天地之真氣，一陰一陽，生育萬物。在人爲呼吸之氣，在天爲寒暑之氣。又云：此兩者能改移四時之氣，此乃戊己，包藏真氣。云：春至在巽，能發生萬物，夏至在坤，能長養萬物，秋至在乾，能成熟萬物，冬至在艮，能含藏萬物。此皆陰陽出没，升降神用，故陽氣出水盛木，陰氣出火盛金，陽生於子，出乎卯，陰生於午，入乎酉。此四仲之辰，皆是天地之門户也。凡大道者，必取四時之正氣，凡修行，動息爲陰，定息爲陽。凡作時須得心定力定，神定息定，龍親虎會，結就聖胎，名曰真人胎息也。

于真人胎息訣　凡所修行，先定心氣，心氣定則神凝，神凝則心安，心安則氣昇，氣昇則境空，境空則清靜，清靜則無物，無物則命全，命全則道生，道生則絕相，絕相則覺明，覺明則神通。經云：心通萬法皆通，心靜萬法皆滅。此一門如來真定者也。凡修道者，先修心定之法，既得定法，還丹不遠，金液非遥，仙道得矣。

徐神公胎息訣　夫神者，虛無之用，息者，元氣之用。煉去塵世之境，若是非人我，財色取舍，得失冤親，平等如一，自然佑護，道心成矣。經云：神者虛無用之。精、氣、神三者，便是靈臺。修行之人，若是息定精氣神三件，可長生不死，必爲出世之仙，則不虛矣。

煙蘿子胎息訣　夫動者本動，靜者本靜，古者本無動靜，且動靜者一源。蓋爲一切衆生，妄想不定，聖人留教，教人定息，神隨氣定，氣住神定，若氣動心動，心動神疲。凡修道之人，不行胎息則有動靜之源，怎入無爲之門户也？走失了也。

達摩禪師胎息訣　夫煉胎息者，煉氣定心是也。常息於心輪，則不著萬物，氣若不定，禪亦空也。氣若定則色身無病，禪道雙安。修行之人，因不守心，元氣失了不收，道怎成矣。古人云，氣定心定，氣凝心靜，是大道之要，又名還丹。道人無諸挂念，日日如斯，則名真定禪觀。故三世賢聖修行皆在此訣，名爲禪定雙修也。

李真人胎息訣諱子明　夫胎息真氣者，入於一凈室，焚香面壁，東南結跏趺坐，心無挂念，意無所思，澄神定息，常於遍身觀之，自然通暢。諸學之人不得全閉定氣，全閉則傷神，但量自家息之長短，放氣出入，不得自耳聞之，如此則妙也。若常常調息，不出不入，久而在於丹田，固守在之者，名爲真胎也。道必成矣！

抱朴子胎息訣　凡修行之人，須要定息。息者，正也，安也，順也，歸也，伏也，寧也，靜也。若四威儀中，常作如是，决入真道。勿著諸境，虛心實腹，最爲妙也。但澄息心定，心定則氣寂，氣寂則神靜，神靜則境空，境空則寂滅，寂滅則無事，無事則清靜，清靜則道生，道生則自然，自然則逍遥，既入逍遥，則無量自在，得做神仙。自然五行總聚，六氣和合，八卦配偶，成於內丹，身形永劫不壞矣。

亢倉子胎息訣　凡修煉入道，息心勿亂，精神勿泄，息神勿惕，息忓勿出，息言勿語，息血勿滯，息唾勿遠，息涕勿棄，息嗔勿惱，息神勿憂，息怨勿念，息我勿爭，息害勿記，若人行住坐臥，常持如是，其心自樂，自然成就，不修此理，枉費其功，終無成法，但日日如是，其丹必就，若動靜雙忘，道不求自得矣。

元憲真人胎息訣　夫學無爲胎息者，只是本清靜心也，亦名真如，本無物也。有若太虛相似，無去無來，無上無下，非動非靜，寂寂寥寥，與真空同體，與大道同源，與本面目相逢者也。若修大道，當修無爲，其心清虛，寂而無寂，靜而無靜，心澄境謝，心境雙忘，則入無爲真道也。學道之人，若修如是法門，則其丹自成，自然氣定而得胎息矣。

何仙姑胎息訣　夫煉者，修也，息者，氣也，神也，精也。息氣本源者，清靜真氣也。觀入丹田，細細出入。如此者，龍虎自伏，若心無動，神無思，氣無慾，則名曰太定。真氣存於形質，真仙之位，變化無窮，號曰真人矣。

夫胎息者，須存神定意，抱守三關者，精氣神也。凡修行之人，須每於六時，常抱守三法，則自然有寶聚也。國富民安，心王自在，乃神和暢，少病也，少惱也，身體輕便也，耳目聰明也。是修真之人，真道徑路。若三五年間，常行此法，天護佑，神加持，凡人愛敬，久而自然得道矣。

玉雲張果老胎息訣　夫胎者，受生之宮也。息氣納於元海，在母臍下一寸三分，名曰丹田。受真精成形，納天地之氣，一月如珠，二月如露，三月如桃李，此名淳和之氣，朴也。子在

母胞胎之中，母呼則呼，母吸則吸，至於十月氣足而生，六情轉於外，豈於返視元初，不守內息，故有生死。故聖人云：我不縱三尸，六情常息於丹田，守而無退。凡修道之人，先修心靜之門。又云：了心修道，則省力而易成，不了心而修道，修道者，返費功而無益，先了心源，然後自定，自然龍虎伏，觀仙道必成矣。

夫丹田者，在臍下一寸三分，是元氣之宮位，管三百六十坐精光神，守護元氣。內有神龜一坐，吐納元氣，往來呼吸，一晝一夜，一萬三千五百息，皆元氣，於口鼻中泄出，故引入邪氣所侵而生病也。丹田者，生氣之源，一名丹田，二名精路，三名氣海，四名守宮，五名大源，六名神室，七名元藏，八名採寶，九名戊己，十名本根。皆是太和元氣居止之處，若存精氣於丹田，則得長生久視之道。凡修行之人，行住坐臥常含納真息於丹田，則得元氣成實，久煉而成仙矣。斯乃真人之胎息者也。

侯真人胎息訣　夫真一法界者，不離於本源。本源者，則是一心也。不動不行，心則是源，不停不住，源則是心。其心清靜，則成大藥，其心惑亂，則成大賊。奪其精，盜其神，敗其爐，失其藥，患其身，喪其命也。凡在道之人，必先修心靜之法。但於心靜，必得定心。心定則神安，鉛汞相投，龍虎親也。周天數足，添精益氣養神，此三法若全，則萬神感會於丹田，血氣周流於遍體，逍遥於長生之道。又云：如何清靜？當澄其神，絕其慮，亡其我，滅其境，抱其真，此謂妙靜之道。

鬼谷子胎息訣　凡修道之人，返本還純，內合真氣，故道返，則四象、五行、六氣、七元、

八卦而煉精氣神成其形質，則是虛中取實，無中取有，而內秘真丹也。故煉心爲神，煉精爲形，煉氣爲命，此是陰陽昇降之氣也。氣源者，命之根也。故修三法則大道也。

黃帝胎息訣　凡修道者，常行內觀，遣去三尸，出於六情，返內存三，心神守宮，氣閉不散，諸神歡暢，養氣煉形存性，此三法不可棄，是真一胎息也，玄關大藥也。

陳希夷胎息訣　夫道化少，少化老，老化病，病化死，死化神，神化萬物。氣化生靈，精化成形，神氣精三化，煉成真仙。故云存精、養神、煉氣，此乃三德之神，不可不知。子午卯酉四時，乃是陰陽出入之門戶也。定心不動謂之曰禪，神通萬變謂之曰靈，智通萬事謂之曰慧，道元合氣謂之曰修，真氣歸源謂之曰煉，龍虎相交謂之曰丹，三丹同契謂之曰了。若修行之人，知此根源，乃可入道近矣。

逍遥子胎息訣　夫修者，志也，養也；養者，順也，伏也，真也。凡欲養息，先須養精，凡欲養精，先須養神，凡欲養神，先須養性，凡欲養性，先須養命。性命者，乃是神氣也，魂魄也，陰陽也，離坎也。久而行之，結成聖胎，乃真胎息也。

張天師胎息訣　夫元氣無形，真心無法，大道無蹟，唯煉息一法，乃含真道。又云心定、氣定、神定，凡修道流，若合大丹元道，清虛寂靜，絕慮忘意，空静無物，萬法無踪，真修胎息也，成仙無疑也。

郭真人胎息訣　夫煉者，修也，養也，虛也。耳不聽也，眼不見也，鼻不聞也，舌不味也，息氣定心也。此法從不有中有，不無中無，不色中色，不空中空，非有爲有，非無爲無，非色爲色，非空爲空，此乃真胎息養氣調神之法。又云視不見我，聽不得聞，離種種邊，名爲妙道。此法最爲上也。

中央黃老君胎息訣　夫本立天地，生於陰陽，清氣爲天，濁氣爲地，清氣爲心，濁氣爲腎。被世牽惹，引動人心，故清濁不分也。怎曉此理哉！每動作處，經行處，眼見耳聞，五賊送了真元，眼送與心，心動神疲；又被耳送與心，心送音聲入腎，神勞心煩，壞了也。若動念則泄真氣，故胎息不成矣。如何得成？若人靜坐念心不動，息念忘情，氣神調勻，久而自成仙矣。

柳真人胎息訣　夫人往往在世間，不知自身日用物所造化也。噫！乃上天之氣也。元精不衰，物結成器，上依天之清氣，聚而成形，下接地之濁氣，凝而成體。內包一真，世人不識，故泄於外，乃精氣神也。若不守此三者，老死近矣。聖人常不離此三法，行住坐卧，久結成胎，神仙矣。頌曰：爲人在世不知根，一向貪心棄本真。不管元陽真息氣，至今天怒病纏身。

驪山老母胎息訣　經云：天地萬物之盜，萬物人之盜，人萬物之盜。故三盜相反，走失了真氣精神也，不成胎息。若修行之人，不愛萬物，自不盜你本性也。故云：本分道人，我不要你底，你不要我底，只守分。守分者，何也？乃是不出不入，常守本源，不動不静，不來不去，似有似無，是個死的活人。仙道近矣！

李仙姑胎息訣　夫世間之人，奉道持修，須要朝真謝罪。每於庚申甲子之日，父母遠忌

之辰，三元八節之日，宜修齋醮者，神天佑護。更若每日清靜無事，澄心靜坐，調神養氣，不離本室，自然三宫升降，六氣周流，百脉通行，萬物齊會於黄庭。黄庭者，乃中宫也。若常守於中宫，精氣不走，此乃真胎息也。

天臺道者胎息訣　凡人修煉，常行平等忍辱，一屏邪心所起，真心志堅，運心腎二氣，上下往來，交媾於中宫。諸神不散，温養元氣，丹砂黄芽自出，深根固蒂，永息綿綿，久而長生，出世得道矣。

劉真人胎息訣　若修胎息元道之法，心不殺、不慾、不盗、不偷、不邪、不妄、不顛、不狂，心自明朗，常守齋戒，真息常調，觀照遍身世界。身心清靜，乃是長生。道人若金坑寶貝堅實，六門不開，邪氣不入，一身無病患。若六門不閉，盗盡金寶，人生疾也。道自不成矣！頌曰：心中真氣是天英，正是神清氣鏡明。大道若依玄妙用，心中清静氣生靈。

一去一來不暫停，上下無休造化成。神静氣澄無事染，這回息住自然靈。後學之者，不息元道，妄念不停，生滅不息，隨他物去了，怎成胎息也？

朗然子胎息訣　凡修行之人，焚香入室，静坐冥心，叩齒集神，定意馬，伏心猿，都收在一處，放在丹田，令温養之。内觀勿出，如元帥行軍。神是主，氣是軍。氣到處神到，二物相逐，不得相離。萬病不干，千災皆滅。學道之人，若得此法，勤而行之。今日貧道方泄天機，你若不行，我有殃矣。

百嶂内視胎息訣　且胎息者，世人不知，諸賢皆從證果。若不得此法也，把不定，不得口訣，不得下手，不得親傳。把手教著尚做不過，一等愚人，便待定心猿捉意馬，往往空費其功夫，不成大事。若真修煉之人，欲捉心猿收意馬，先須調氣定息，然後澄心息慮忘情，乃可應也。若不如是，則空過了時光日月。不因師指，此事難知矣。

曹仙姑胎息訣　且胎息者，非方術之所能爲。爲者，則失道遠矣。且人之生也，須以神存氣留道生，神與氣二者相須，乃成性命。虚者通靈而光明，和者周流而柔潤，神安則氣暢，氣暢則血融，血融則骨强，骨强則髓滿，髓滿則腹盈，腹盈則下實，下實則行步輕健，行步輕健則動作不疲，四肢康强，猶國之封域平泰，氣血和盛，猶國之府庫充實，譬人家富，神志和悦，顔色自怡，行步歌舞，仙道近矣。故曰：今人念佛念道，只要除灾救禍，不如志念除妄。還好麽？達人觀斯而行之，自成胎息者矣。

《諸真聖胎神用訣》

胎息口訣并序　序曰：在胎爲嬰，初生曰孩，嬰兒在腹中，口含泥土，喘息不通，以臍嘘氣，養育形兆，故得成全。是以臍爲命門，凡孩或有初生尚活，少頃輒不收者，但以暖水浸臍帶，向腹暖三五過即蘇，則知臍爲命門，信然不謬。道者欲求胎息，先須知胎息之根源，按而行之，喘息如嬰兒在腹中，故名胎息矣。乃知返本還源，却老歸嬰，自有由矣。綿綿不間，胎仙之道成焉。故先序經紀，體用兼明備矣。凡欲胎息，先須於静室中，勿令人入，正身端坐，以左脚搭右脚上，解緩衣帶，徐徐按捺肢節，兩手握固於兩腿上，即吐納三五過，令無結滯。滌慮清閑，虚心實腹，左右徐徐摇身，令臟葉舒展。訖，還徐徐放著實，即鳴天鼓三十六

通，漱滿華池，然後存。頭戴朱雀，脚履玄武，左肩有青龍，右肩有白虎。然後想眉間却入一寸爲明堂，却入二寸爲洞房，却入三寸爲丹田宮。亦名泥丸宮。宮中有神人長二寸，戴青冠，披朱褐，執絳簡。次存中丹田，中丹田，心也。亦名絳宮。中有神人亦披朱褐。次存下丹田，在臍下二寸半紫微宮，亦名氣海也。中有神人，亦披朱褐。次存五臟，從心起首，遍存五臟六腑。存五臟中各出本方氣，及三丹田中素雲合爲一氣，於頂中出，煥煥分光九色，上騰可長三丈。餘想身在其中，此時即口鼻俱閉，心存氣海中，胎氣出入，喘息只在臍中。如氣急，即鼻中細細放通息，候氣平，還依前用心爲之，以汗出爲一過，亦不限過數。如體熱悶，即心存氣遍身出，如飯甑中氣，此名滿息。久久行之，入玄寂中，出妙默中，再明洞觀形中五臟六腑，及大小腹，胃受散膏如黄土色，脾長一尺二寸，在胃上，前後磨動不停，停則不和，飯食不消，即是不磨矣。當須閉氣，以手摩腹一百下，即自然轉磨矣。次存心，心似紅蓮花未開，下垂，長三寸，上有九竅，一竅在後，正面有黑毛七葉，長二寸半。次存肺，肺似白蓮花開，五葉下垂，上有白脉膜，在心上覆心。次存肝，肝在心後，七葉紫蒼色，上有黄脉膜，從左邊第三葉下，膽在此也。其膽色青黄，長二寸半。次存腎，腎狀如覆杯，黑色，却著脊，去臍三寸，上小下大，左爲上，右爲下。遍觀一形三十六位，及三百六十骨節，皆有筋纏，骨表白如玉色，筋色黄白，髓若冰雪，有三百六十穴，穴穴之中皆有鮮血，如江河池潭也。及見左脚中指第二節是血液上源，其中涌出，通流一日一夜，繞身三萬六千匝，至右脚中指第二節，則化盡，所以人若睡，必須側卧拳局，陰魄全也。亦覺，即須展兩脚及兩手，令氣遍身，陽氣布也。若如此修行，即與經所言動善時之義合矣。久久行之，口鼻俱無喘息，如嬰兒在胎，以臍通氣，故謂之胎息矣。綿綿不間，經三十年，以繩勒項，不令通氣，亦不喘息。喘息常在臍中，水底坐經十日、五日亦可矣。以能行此事，功效如前，若覺得真，更須修道，此事乃是一門，不可不作。

胎息雜訣　一經云：但徐徐引氣出納，則元氣亦不出也。自然内外之氣不雜，此名胎息。然初用功之人，閉固内氣訖，亦鼻中微微通氣往來，使令不到咽喉，而返氣即逆滿上衝，不可抑塞，如此即徐徐放令通暢，候氣調，即復閉之，切在徐徐鼻中出入，勿令至喉，極力抑忍。爲之須臾，忽然自調暢，内外泰矣。此蓋關節開毛孔通故也。到此，即千息亦不倦矣。又胎息之妙，功在無思無慮，體合自然，心如死灰，形如枯木，即百脉暢，關節通矣。若憂慮百端，起滅相繼，欲求至道，徒費艱勤，終無成功。桑榆子曰：有苦惱之氣慮，有貪惡之氣，諸如此類，皆邪氣横中，能爲元氣之關防，亦猶小人當路，則君子無所逞其才也。此道至微至妙，出塵之士，方可爲之。未離名利之間，徒勞介意。桑榆子曰：縱未出塵，但能使心不亂，不見可慾，則可矣。一經云：嚥氣滿訖，便閉氣存想，意如流水，前波已去，後浪續處。凡胎息用功後，關節開通，毛髮疏暢，即依此，但鼻中微微引氣，想從四肢百毛孔出，往而不返也。後氣續到，但引之而不吐也。功在於徐徐，雖云引而不吐，所引亦不入於喉中，微微而散，如此内氣亦不流散矣。

（《延陵先生集新舊服氣經》）